Heiko Ernst
Die Weisheit des Körpers

W0236206

Heiko Ernst

Die Weisheit des Körpers

Kräfte der Selbstheilung

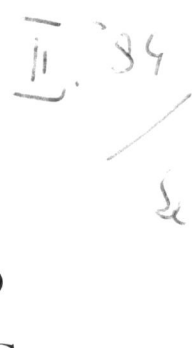

Piper
München Zürich

ISBN 3-492-03625-2
© R. Piper GmbH & Co. KG, München 1993
Gesetzt aus der Times-Antiqua
Umschlag: Federico Luci
Gesamtherstellung: Clausen & Bosse, Leck
Printed in Germany

INHALT

Vorwort

»Das Leben ist für jedermann der Akt seines Körpers. Der Körper ist das einzigartige, das wahre, das ewige, das vollständige, das unübersteigbare Referenzsystem.«
Paul Valéry, Cahiers

»So hat mein Körper sich beschwert, ich hab gar nicht mehr hingehört.«
Eckhard Henscheid, Kleine Poesien

Wir haben in unserer hochtechnisierten Gesellschaft ein seltsam zwiespältiges, ja schizophrenes Verhältnis zu unserem Körper entwickelt – wir sind körperbesessen und körpervergessen zugleich.

Körperbesessen: Gesundheit, Aussehen, Funktionstüchtigkeit sind wichtig wie kaum zuvor. Sehr viel Geld und unendliche Mühen werden darauf verwandt, die eigene Fitness und das persönliche Erscheinungsbild zu optimieren und zu perfektionieren. Neue Wirtschaftszweige und Begründungs-Ideologien sind um diese Ziele herum entstanden. Die Sorge um das physische Selbst beherrscht immer mehr Menschen, und sie verdrängt allmählich die Pflege und Ausbildung »innerer«, psychischer und geistiger Tugenden und Eigenschaften. Diese rangieren zusehends auf den hinteren Plätzen in der Skala wichtiger Persönlichkeitsattribute: Wie jemand aussieht, wie er »wirkt«, seine Gesundheit und Leistungsfähigkeit sind in der Imagegesellschaft beeindruckender als das, was er denkt und fühlt. *Style over substance*, mehr Schein als sein heißt die neue Maxime.

Körpervergesen: Trotz dieser Körperzentriertheit, die inzwischen deutliche Züge eines narzißtisch und hypochondrisch geprägten Körperkultes aufweist, sind die Defizite an Körpergefühl und Körperwissen – und damit an Gesundheit und Wohlbefinden – unübersehbar. Wir haben uns eine Kultur geschaffen, in der wir unseren Körpern unvermeidlich entfremdet wurden.

Krasser ausgedrückt: Wir haben dem Körper den Krieg erklärt. Unsere Lebensweise, unsere Lebensbedingungen machen ihn krank. Wir beuten ihn aus, erniedrigen ihn, lassen unsere Sinne und unsere Muskeln verkümmern (oder pumpen letztere grotesk auf). In der Allerweltsformel »Streß« fassen wir viele der täglichen Kriegshandlungen gegen Leib und Seele zusammen – und verdrängen doch wieder schnell, wie Überforderungen und Kränkungen, wie Hektik und unterdrückte Aggression uns langsam, aber sicher zermürben. Natürlich ahnen und spüren wir längst, wie sehr wir uns am Körper versündigt haben, das schlechte Gewissen von Millionen ist die Geschäftsgrundlage für Fitness-Studios und Diät-Erfinder.

Der Körperkult der letzten Jahrzehnte ist aber auch der Versuch, im letzten Stück Natur, das uns bleibt – dem eigenen Körper –, wieder heimisch zu werden. Wir wollen gesund und glücklich sein, lange und schmerzfrei leben, immer mehr genießen und erleben. Und dazu benötigen wir einen funktionierenden, gesunden Körper. Er soll der archimedische Punkt sein, von dem aus wir unsere Lebensprobleme aushebeln, er ist das Instrument, mit dem wir Lebensziele und Lebensstile verwirklichen möchten. Der Körper als Mittel zum Zweck: Darin liegt das Mißverständnis, die Entfremdung, die Schizophrenie, die »Häresie am Ende der Zeiten: Anbetung, Kult der Lebensmaschine« (Valéry).

Die schmerzliche Erkenntnis, daß dieser Kult uns von den angestrebten Zielen immer weiter entfernt, könnte das Motiv für ein Umdenken, für ein neues Körperverständnis sein.

Aber wie läßt sich diese Schizophrenie heilen? Wie können wir Frieden schließen mit unserem Körper? – Dieses Buch plädiert für einen neuen, vernünftigen Umgang mit dem Körper, für eine Lebensweise, in der die Weisheit des Körpers wieder respektiert werden kann und die das neue (und uralte) Wissen über das Zusammenwirken von Körper, Geist und Seele integriert. Die »Weisheit des Körpers« – der große Physiologe Walter Cannon hat diesen Begriff 1932 geprägt und damit all das beschrieben, was unser Körper »von selbst« richtig macht, um uns gesund zu erhalten und mit Überforderungen und Gefährdungen fertigzuwerden. Die Selbststeuerungs- und Selbstheilungskräfte des Körpers werden bis heute unterschätzt. Schlimmer noch: Sie werden oft unterdrückt und behindert durch körperfeindliche Lebensweisen und Gewohnheiten, aber auch durch therapeutischen Aktionismus.

Der Körper hat heute kaum noch eine Chance, seine Weisheit zu entfalten. Er wird manipuliert, sediert, genormt und geformt und nach dem Stand der Technik »behandelt«. Wir kennen diesen Körper und seine Kraft kaum. Wir haben kein Vertrauen in seine Selbstheilungsfähigkeiten und keinen Respekt vor seinen Bedürfnissen. Und wir haben gelernt, daß alles machbar ist, also auch Gesundheit, Fitness, Schönheit und Wohlbefinden.

Wenn eine verkopfte, zutiefst körperfeindliche Kultur den Körper »wiederentdeckt«, wenn sie ihm seine Geheimnisse nur abgewinnt, um ihn noch effizienter bewirtschaften zu können, dann zeigt sich darin die technokratische Arroganz, die wir uns im Umgang mit der Natur – auch unserer eigenen – angewöhnt haben.

Und auch die neuen wissenschaftlichen Disziplinen, die in den letzten Jahren begründet wurden, um die Kluft zwischen dem Körper-Spezialistentum und dem Psyche-Spezialistentum zu überbrücken, werden an ihrer Aufgabe scheitern, wenn sie nur die Effizienz des Gesundheitswesens verbessern wollen: Verhaltensmedizin und Gesundheitspsychologie verdanken ihr Entstehen der richtigen Erkenntnis, daß der jahrhundertelang wirksame Dualismus von Körper und Geist mitschuld ist an der dramatischen Zunahme der sogenannten Zivilisationskrankheiten. Die Triumphe der wissenschaftlichen Medizin über die Infektionskrankheiten und die phantastischen neueren Fortschritte in der Medizintechnik verblassen angesichts der »Killer« Krebs und Herzinfarkt. Mehrfacherkrankungen und chronische Leiden nehmen ebenso zu wie Krankheiten, bei denen auch dem Laien sofort einsichtig ist, daß das eigene Verhalten eine Rolle spielt: Drogensucht und AIDS.

Die enormen Kosten für die Behandlung und Eindämmung dieser neuen Plagen haben unser »Gesundheitswesen« zum Offenbarungseid auf Raten gezwungen. Den »Volks-Körper«

gesund und funktionsfähig zu erhalten ist in Zukunft nicht mehr zu finanzieren, von den psychischen und sozialen Kosten dieser Entwicklung spricht ohnehin kaum jemand.

Das Paradigma vom Körper als sterblicher Maschine hat seine Grenzen erreicht. Der grassierende Körperkult, die Fitnesswelle und neuerdings die »Wellness«-Mode sind Symptome einer Übergangszeit, ebenso wie die Beschwörung eines neuen Körperbewußtseins durch eine interdisziplinäre Avantgarde in Medizin und Psychologie. Die Umrisse eines neuen Körperverständnisess werden deutlicher.

Wir wissen heute bereits sehr viel über das Zusammenwirken von Körper und Psyche, wir erkennen immer deutlicher, daß wir unsere Körper nicht einfach »benutzen« und sie dann, bei Abnutzung und Beschädigung, den zuständigen Experten überantworten können.

Wir *sind* unsere Körper, und wir sind die ersten und besten Experten für diesen Körper. Und wenn er gegen das rebelliert, was wir ihm durch unsere Lebensweise zumuten, dann sind zuerst wir selbst zuständig. Anstatt ihn dann – entsprechend der Reparaturmentalität – als stotternden Motor unserer Ziele und Wünsche zu behandeln, müssen wir seine Reaktionen und Rhythmen, seine leisen Warnungen und Hinweise beachten lernen. Seine Weisheit muß wieder zu unserer Weisheit werden. Weisheit des Körpers, Wissen über den Körper: Eine Fülle neuen Gesundheitswissens ist uns heute zugänglich; Wissen, das sich in die Lebenspraxis umsetzen läßt.

Dieses neue Wissen ist kein traditionelles Expertenwissen, obwohl es von Experten erarbeitet wurde. Es bleibt nicht in Expertenhänden, es muß zwangsläufig weitergegeben werden an die »Laien«, wenn es wirksam werden soll. Denn es zeigt uns, wie eng unser psychisches und unser körperliches Wohlbefinden zusammenhängen, wie sehr Geist und Körper eine Einheit sind, und vor allem: wie wir tagtäglich etwas für diese Einheit tun können. Wir erfahren, was wir vor-wissenschaftlich ahnten: Gefühle und Gedanken hängen sehr viel enger mit dem Zustand des Körpers zusammen, als traditionelles Expertenwissen dies anzuerkennen bereit war.

Norman Cousins, eine der charismatischen Figuren des neuen Körper-Bewußtseins, hat den Kern der neuen Körper-Forschung so zusammengefaßt: »Die größte Kraft im menschlichen Körper ist seine Fähigkeit zur Selbstheilung. Aber diese Kraft hängt von unseren Gedanken und Einstellungen ab, von Erwartungen und Meinungen, die sich in physiologische Veränderungen übersetzen. Nichts ist erstaunlicher an den fünfzehn Milliarden Neuronen des menschlichen Gehirns als ihre Fähigkeit, Gedanken, Hoffnungen und Ideen in chemische Substanzen zu verwandeln...«

Fitnesskult und Gesundheitsreligion:
Der Körper als sterbliche Maschine

Der gesunde Zeitgeist in einem gesunden Körper

Eine Kleinanzeige in der *Süddeutschen Zeitung* im Juli 1992:

> Liebe Edith, danke schön!
> Die schweren Tage mit zwei Trainingseinheiten sind vorbei.
> Du hast es toll geschafft. Ich bin stolz auf Dich, daß Du jeden Tag die zweimal Laufen und Radeln durchgestanden hast, besonders am Morgen, wo ich weiß, wie schwer das für Dich ist. Jetzt mußt Du nie wieder in aller Frühe radeln und hungernd Gemüse essen. Du kannst auch selbst stolz auf Dich sein, denn Du hast etwas für Dich ganz persönlich geschafft, für Dein Wohlfühlen, für Deine sportliche Figur. Die ist jetzt schon fast genauso perfekt wie vor 15 Jahren, ich finde sie fast noch schöner. – Deshalb laß es gut sein! 98 % sind ein tolles Ergebnis. Behalte Dir mit überlegtem Essen und Trinken und etwas Bewegungstraining, das Dir Spaß macht (Tennis?), Dein Wohlfühlen. Denk dran, Perfektionisten sind selten glücklich.
>
> Dein W.
>
> P. S.: Wenn Du unbedingt willst, machen wir noch gemeinsam 6 Tage 30 Minuten Nachmittagstraining, dann bist Du aber wirklich am Ziel.

Wir leben in sportlichen Zeiten. Edith, die Adressatin dieser körperbetonten Liebeserklärung, hat offensichtlich ihren Körper »entdeckt« und beschlossen, ihn so zurechtzutrimmen, daß er ihrer Wunsch- und Idealvorstellung entspricht. Dafür bringt sie ein Maß an Selbstdisziplin und Selbstkasteiung auf, das ihren Fitness-Partner zu ängstigen beginnt.

Aus der Rubrik »Besser leben« der Illustrierten *Bunte*:

> Power-Drink: Tanken Sie Energie für den Erfolg. Wer Karriere machen will, darf keine Ermüdung zeigen. Die Well-

ness-Tips halten Sie geistig fit. Nervlich-geistige Fitness ist ein Zustand, den man immer wieder herbeiführen muß: durch bewußte Energieversorgung. (Es folgen Empfehlungen und Rezepte: Komplexe Kohlehydrate... Kefir... Weizenkeime... Lecithin...) Danach haben Sie Nerven wie Drahtseile (weitere konkrete Tips: Mineralwasser... Kniebeugen... Grundumsatz). Um 14 Uhr sollten Sie unbedingt das Energiepotential aufladen, und zwar durch Atemaktivierung: Jeweils zwei Sprünge aus dem Stand und dabei ein- und ausatmen. Um 16 Uhr wieder das Blut in Fluß halten: Durch einen Liter Apfelschorle. Das Pektin im Apfelsaft ist ein Cholesterinlöser.

Der Autor dieser Empfehlungen firmiert als »Begründer der Wellness-Bewegung in Deutschland«. Wellness ist ein US-Import. Das Wort bedeutet »Wohlbefinden«, aber auch »Gesundsein«. Gesund ist man, wenn man sich wohl fühlt, so lautet die Wellness-Botschaft, und wenn man gesund ist, fühlt man sich wohl. Für beides kann man selbst sorgen, sollte man selbst sorgen. Das setzt einiges voraus, wie die »Wellness«-Tips zeigen: profunde Kenntnisse in Ernährungsphysiologie, eine Alltagslogistik für den »Nachschub« an Energiespendern, Zeitpläne für Kniebeugen und Luftsprünge – und vor allem Disziplin und Willen, das alles durchzuhalten (in derselben Ausgabe von »Besser leben« finden sich auch noch Tips, wie man den sportmuffeligen »inneren Schweinehund« überlistet).

Eine Anzeige im *Spiegel*:

Was ist Ihnen mehr wert als der eigene Körper?
Ihr Körper tut alles für Sie. Er arbeitet phantastisch. Er ist belastbar, wenn Sie viel leisten müssen. Er ist zuverlässig und sogar zu unglaublichen Höchstleistungen fähig. Das ist Ihnen eine ganze Menge wert: Sie ernähren sich gesund. Sie halten sich schon durch maßvolles sportliches Engagement einfach besser fit! Und was können wir für Ihr Wohlbefinden tun? Wir geben Ihnen die Gewißheit, daß es Ihrem Körper

16

auch dann an nichts fehlt, wenn ihm doch mal was fehlt. Mit bester finanzieller Sicherheit... Herzlich willkommen in einer gesunden Gemeinschaft.

Mit dieser Prosa wirbt eine Krankenversicherung um Kunden. Eine andere Krankenkasse nennt sich inzwischen »Gesundheitskasse«. Das Credo heißt: Vorsorge. Gesundheit ist Ihre Sache, helfen Sie Kosten senken, es macht sogar Spaß! Trimm-Tips und Raucherentwöhnungskurse gehören zum Standardangebot der Krankheitsversicherer. In den Medien und der Werbung wird das Bild des gesundheitsbewußten Bürgers entworfen, der wie selbstverständlich das Seine dazu beiträgt, fit und leistungsfähig zu bleiben. Dieses Bild ist nicht einmal geschönt. Gesundheit ist zu einem Leitmotiv unseres Lebens geworden. »Bemühungen, die Gesundheit zu erhalten, prägen zunehmend den Alltag. So ist der Anteil der Bevölkerung, der auf eine gesundheitsbewußte Ernährung Wert legt, in den letzten zehn Jahren deutlich gestiegen«, heißt es in einer Studie, die 1992 vom Allensbacher Institut für Demoskopie vorgelegt wurde, und: »Den höchsten, noch immer steigenden Stellenwert in bezug auf ein zufriedenes, glückliches Leben nimmt mit 82 Prozent die Gesundheit ein.«

Auf eine polemische Spitze treibt der Arzt und Autor Gunter Schmidt seine Beobachtung, daß wir Gesundheit zum »Oberfetisch« gemacht hätten: Wir verwandeln uns kollektiv zu »Hygiene-Autisten«, die die Welt schmallippig und -äugig nur noch aus der Gesundheitsperspektive betrachten. Der Hygiene-Autist »weiß um die unendlichen Gefahren: Attackiert von zerstörerischen, ständig mutierenden Kleinstparasiten, verbrannt von ungefilterten ultravioletten Strahlen, der Infarkt aus Ei und Butter, der Kollaps vom häuslichen Ärger, die Heimtücke aus der unschuldigen Süße des weißen Zuckers, im Rauchen und Mitrauchen der Krebs, aus dem Bleirohr der Altbauwohnung schleichende Vergiftung; jeder Sexualpartner ein potentieller HIV-Angreifer, in jeder Familie ein Inzesttäter. ...Miasmen statt Waldluft...«

Ist dieser Typus des hypochondrischen, paranoiden Gesundheitsbewußten (noch) eine Karikatur oder (schon) der vorherrschende Sozialcharakter? Handeln wir wirklich vor lauter Gesundheitsdenken und Körperfetischismus nach der Maxime: »Leben gefährdet Ihre Gesundheit«?

Sind das gute Nachrichten für den Gesundheitsminister, für die Krankenkassen? Zeigen die »volkspädagogischen« Bemühungen um eine gesunde Lebensweise endlich Wirkung? Werden wir tatsächlich eine »gesunde Gemeinschaft«? Es scheint so. Cholesterinwerte und Trainingseinheiten sind keine Expertenthemen mehr, und die Infrastruktur für eine »wellness«-orientierte Lebensweise wird immer perfekter. Das Mountain-Bike und die Salatbar sind die Symbole eines neuen Lebensstiles, von dem sich Millionen ein neues Lebensgefühl erhoffen.

Gesundheit ist nicht länger Glückssache, nicht Schicksal oder Gnade der Konstitution. Sie ist für die meisten Menschen auch nicht mehr nur Abwesenheit von Krankheit. Gesundheit ist heute das erklärte Ziel konzentrierter Bemühung, wobei als Prämien für gesundheitsbewußtes Verhalten Wohlbefinden, gesteigerte Leistungsfähigkeit und besseres Aussehen ausgesetzt sind.

In den drei eingangs zitierten Texten klingen aber auch andere Motive an: Warum kann Edith sich nicht mit »98 Prozent« begnügen? Woher hat sie die Vorstellung, genau das Körpergewicht wieder erreichen zu müssen, das sie vor 15 Jahren hatte? Ist sie schon laufsüchtig, braucht sie »Runner's High«, den Cocktail aus körpereigenen Drogen? Läuft und radelt sie vor etwas davon? Und welche Vorstellung hat der »Wellness«-Ratgeber von karrierebewußten Büromenschen? Glaubt er wirklich, daß zwei Luftsprünge nachmittags um vier »das Energiepotential« aufladen? Warum muß jemand, der ohnehin nur Kefir und Weizenkeime zu sich nimmt, auch noch pektinreiche Apfelsaftschorle gegen zu hohe Cholesterinwerte trinken? Und schließlich: Welches Menschenbild haben Krankenkassen (und deren Werbetexter), wenn sie von »phantastisch arbeitenden Körpern« schwärmen, die zu »unglaublichen Höchstleistungen« fähig sind?

Aber nicht nur die Werbesprache ist aufschlußreich. Auch unsere Alltagssprache ist voll von Bildern und Vergleichen, die verraten, welch instrumentelles Verhältnis wir zu unserem Körper haben und wie sehr wir uns selbst als Lebensmaschinen verstehen: Wir »lassen Dampf ab«, »laden die Batterien wieder auf«, sind manchmal »falsch programmiert«, müssen hin und wieder Kraft »tanken«. Der Maschinenmythos der industriellen Gründerzeit prägt noch immer die Körperbilder.

No body is perfect

In unserem Alltag sind wir buchstäblich umzingelt von attraktiven durchtrainierten, vor Gesundheit und Lebenskraft strotzenden Körpern. Genauer: von den Bildern derartiger Körper. Wir sehen nackte »Traum«-Paare, die sich in der Meeresbrandung rekeln, athletische Männertorsi, ranke und sehnige Powerfrauen. Es fällt auf, wie oft nur Körperteile präsentiert werden – kopflose Muskelpakete, auf denen Schweißtropfen glänzen, eine Ästhetik, wie von Leni Riefenstahl inszeniert und von Jane Fonda inspiriert. (In der *New York Times* fand sich im Sommer 1992 ein Artikel, der das neueste Statussymbol einer körperbesessenen Gesellschaft beschrieb: muskulöse Arme.) Die Werbung beutet geschickt die Unsicherheit der vielen über ihr Äußeres aus und liefert immer häufiger nicht Produktinformationen, sondern zeigt Figuren, die ihr Erscheinungsbild, ihr »Image«, dem Produkt leihen – ihren »vorbildlichen« Körper eben. Attraktiven Menschen werden übrigens auch andere positive Eigenschaften zugeschrieben, das Stereotyp macht sie zu den glücklicheren, gesünderen, selbstbewußteren, erfolgreicheren Menschen. Wer so aussieht wie sie, erwirbt damit auch diese ersehnten Eigenschaften.

Die Menschen um uns herum hingegen sehen fast alle anders aus als die schlanken, muskulösen Schönen, wie sie uns von Werbung und Medien präsentiert werden. Für sie gilt, in Abwandlung eines berühmten Filmzitates: No body is perfect. Niemand, und schon gar kein Körper, ist vollkommen. Und doch sind die idealisierten, gestylten Werbebodies zum bewußten oder unbewußten Vergleichsmaßstab geworden. Wenigstens annähernd so auszusehen wie die Modelle, ist Millionen Menschen

Schweiß, Mühe und die Selbstdisziplin wert, die sie in ihre Körper investieren. Sie quälen sich mit immer neuen Diäten, strapazieren Sehnen und Muskeln beim Joggen, und immer mehr lassen sich sogar chirurgisch bearbeiten, um sich der körperlichen Wunschvorstellung anzunähern. Warum ist das Aussehen so wichtig geworden? Warum sind Fitness und Sportlichkeit ersehnte und schwer erarbeitete Persönlichkeitsmerkmale? Und was hat das alles mit Gesundheit zu tun?

Der Körper ist heute in vielfacher Weise ein Statussymbol. An seinem Zustand läßt sich ablesen, wie erfolgreich, leistungsfähig, gesund und selbstbewußt jemand ist. Schlankheit signalisiert: Ich kann mich disziplinieren, ich esse vernünftig. Muskeln zeigen an: Ich treibe Sport, ich arbeite an mir. Dynamik bedeutet: Ich bin flexibel, belastbar. Der soziale Wert eines Menschen wird immer deutlicher über seine Erscheinung, sein Körperbild bestimmt. Dazu hat vor allem das Effizienzdenken beigetragen, die Kosten-Nutzen-Rechnung nach dem Muster, »ein übergewichtiger Mitarbeiter wird häufiger krank«, aber auch die zunehmende Austauschmentalität in den zwischenmenschlichen Beziehungen – der »Tauschwert« in einer Partnerschaft beispielsweise besteht vor allem in der Vorzeigbarkeit des anderen. Er oder sie muß eine gute Figur machen. Für Freundschaften gilt: »Laßt schlanke Menschen um mich sein!« Deren positives Körperimage überträgt sich, und das neue Wunschbild einer geselligen Runde ist denn auch die fröhliche Sport- und Freizeitclique, in der keiner häßlich, dick oder sonst physisch auffällig ist.

Das verkörperte Selbst

Diese Signal- und Statusaspekte des modernen Körperkultes sind jedoch nur oberflächlich, betreffen lediglich die Außenwirkung. Daß heute zunehmend Zeit und Geld in den eigenen Körper investiert wird, hat noch andere, »persönliche« Gründe.

Mehr denn je zuvor wird der Körper gebraucht, um das Selbstgefühl zu entwickeln und zu festigen. Er definiert unsere physischen Grenzen, und je bewußter und stärker er ist, desto deutlicher sind auch diese Grenzen, desto geschützter auch der »Innenraum« – das Selbst. In einer unendlich komplizierten, überzivilisierten und oft als bedrohlich empfundenen Umwelt hilft die Physis der Psyche, sich der eigenen Existenz zu vergewissern. Indem wir unseren Körper für uns selbst fühlbar und beobachtbar machen, indem wir ihn durch aufwendige Körperpflege, durch Diät oder Sport ins Bewußtsein rücken, bestätigen wir uns: Ich bin (noch) da, ich habe mich nicht in den tausend Anforderungen und Rollen des Alltags aufgelöst. Wie der Körper als eine Möglichkeit, sich seiner selbst zu vergewissern, begriffen wird, zeigt das banale Beispiel des Sich-an-die-Nase-Fassens oder Ohrläppchen-Zupfens in Situationen der Unsicherheit und Verlegenheit – die flüchtige Selbstberührung soll bestätigen, daß wir noch da (und nicht im Erdboden versunken oder in Luft aufgelöst) sind.

Das Selbst braucht immer wieder eine »Verkörperung«, und es braucht sie um so mehr, je bedrohter und unsicherer es sich fühlt. So mag der Körperkult zwar rational mit der Sorge um Gesundheit, Fitness und Aussehen begründet sein, er befriedigt jedoch vor allem auch das unbewußte Bedürfnis nach Selbstbestätigung in einer Welt, in der wir immer stärker vom »Verschwinden« in Anonymität, Isolation und Entfremdung bedroht sind.

Die Beschäftigung mit dem Körper ist auch ein Ausdruck des Lebensgefühls, daß die eigene Existenz heute von sichtbaren und unsichtbaren Gewalten gefährdet ist. Ökologische Gefahren – Vergiftung, schleichende Verseuchung von Wasser, Luft und Nahrung, Strahlen und Elektrosmog, PCB und Asbest – zählen dazu ebenso wie die sozialen, etwa der Verlust des Arbeitsplatzes (und damit Verlust von Status und Einbindung), die wachsende Vereinzelung und Vereinsamung durch »modernere« Lebens- und Arbeitsbedingungen oder Krisen in Partnerschaft und Ehe.

Der Körper als Glücksbringer und Sinnstifter

Der Körperkult unserer Zeit hat noch ein drittes Motiv.

Wir »qualifizieren« unsere Körper auch deshalb immer mehr, weil wir von ihnen nicht nur Gesundheit und gutes Aussehen erwarten, sondern auch Glück. In zahlreichen Umfragen wird Gesundheit oft mit Glück gleichgesetzt, sie ist für die meisten Menschen zumindest ein wesentlicher Bestandteil davon, ganz nach der Weisheit: »Gesundheit ist nicht alles, aber ohne Gesundheit ist alles nichts«. Auf einen gesunden Körper kann man stolz sein – aber gerade weil er gesund ist, kann er noch mehr bieten: Er wird zur Quelle für Erlebnisse und Erfahrungen, die glücklich machen sollen und können. Der Körper wird zu einer Art Gesamtorgan für hedonistische Wünsche, der erst – gerade weil er so gut gewartet und gesund ist – die Empfindungen und Genüsse, die die Freizeit- und Konsumgesellschaft für uns in überreichem Angebot bereithält, ermöglicht.

Wir leben mittlerweile in einer »Erlebnisgesellschaft«, wie der Soziologe Gerhard Schulze in einer umfangreichen Studie darlegt, und in ihr lautet der kategorische Imperativ: »Erlebe dein Leben!« In dieser schönen neuen Welt des Erlebens kommt dem Körper eine besondere Aufgabe zu: »Traditionelle Zweckbestimmungen des Körpers wie Arbeit, Kampf, Fortpflanzung werden verdrängt durch die Instrumentalisierung des Organismus als Erlebnismedium.« Und immer mehr wird das Reich der Sinne, das Körperliche, zum Resonanzraum für Geistiges. Der Sportwissenschaftler Volker Rittner sieht den Körper als »Glücksträger«, um den herum die Freizeitgesellschaft Angebote und Betätigungsmöglichkeiten arrangiert hat, damit er die »Trias Wohlbefinden, Fitness und Spaß« verwirklichen kann.

Wo Glück gesucht wird, ist auch die Sinnsuche nicht weit: »Ich laufe, also bin ich«, bringt es einer der Philosophen der Laufbewegung, George Sheean, auf den Punkt. Quasi-religiöse, den Alltag transzendierende (Körper-)Erfahrungen sind die erhofften und angestrebten Begleiterscheinungen vieler Aktivitäten. So entstehen schließlich sogar neue, »edlere« Formen von Sucht: Wenn die Glücksuche mit Hilfe des Körpers gelingt, wenn

Laufen, Radfahren, Klettern zum Rausch werden, verengt sich das Leben auf diese glückbringende Strategie, der »Rest« des Lebens erscheint langweilig und öde. Die starke Zunahme von Extremsportarten wie Triathlon, Marathon, Extremklettern, aber auch von ausgesprochenen Thrillaktivitäten wie Bungee-Springen unterstreicht diese Beobachtung. Die Sucher nach dem Glück aus dem Körper haben sogar die Vernunft unserer Zeit auf ihrer Seite – sie tun doch immerhin etwas für ihre Gesundheit, stören dabei niemanden, verwirklichen sich selbst, haben ihren Lebenssinn gefunden. Und wer kann das heute so ohne weiteres von sich behaupten?

Gesundheitsreligion und Muskelmoral

Ist also das Gesunde das Gute, ist der Körperkult letztlich vernünftig – sogar moralisch? Moral, vor allem die öffentliche Moral, ist nicht unbedingt mehr das hervorstechende Merkmal unserer Gesellschaft, viel eher schon sind es Korruption, Zynismus und Doppelmoral. Moralische Werte und Tugenden sind nach einer stillschweigenden Übereinkunft nur noch Stoff für Sonntagsreden, kaum aber noch Richtschnur des Alltagshandelns.

Selbstbeschränkung, Ehrlichkeit, Disziplin, Fleiß – all die Werte (»Sekundärtugenden«) des bürgerlichen Zeitalters und der Industriegesellschaft als Produktionsgemeinschaft schwinden dahin, viel beklagt, aber offenbar unwiederbringlich. Sie sind entbehrlich, weil sie nicht mehr zweckmäßig sind. An die Bürger der Konsum- und Erlebnisgesellschaft werden andere Anforderungen gestellt: Flexibilität, Cleverness, Selbstdarstellungsfähigkeit, Hedonismus in der Form von Kauf-, Genuß- und Erlebnisbereitschaft. Nur wenn diese Merkmale bei einer hinreichend großen Zahl von Menschen deutlich ausgeprägt sind, funktioniert das System einigermaßen. Die heimliche Aufforderung zu moralischer Laxheit, die permanenten Verführungen der Konsum- und Warenwelt, die zunehmende Lockerung und Verwilderung der Sitten – wir Modernen haben gelernt, nicht mehr alles so eng zu sehen und fünfe auch mal gerade sein zu lassen. Auf Skandale – seien sie politisch, wirtschaftlich oder sexuell – reagieren wir nur noch mit Schulterzucken. Wir sind abgestumpft.

Und doch spüren wir das moralische Vakuum. Die »neuen« Werte sind keine, und wer in Beruf und Privatleben zu den alten zurückkehrt, handelt sich offenbar nur Nachteile ein. In dieser Situation bieten sich Körper und Gesundheit als neue Anker für die in moralischer Gleichgültigkeit Dahintreibenden an. Es erscheint als eine Ironie der Geschichte, daß sich die »arbeitslos« gewordenen Tugenden Fleiß, Disziplin, Verzichtbereitschaft und Selbstkontrolle ein neues Betätigungsfeld gesucht haben: die Arbeit am Körper, an der Gesundheit. Diese Arbeit ist oft derart schweißtreibend und hart, so monoton und selbstquälerisch, daß sie an die Frühzeiten der Industriearbeit oder der Landwirtschaft erinnert. Kaum jemand muß heute noch an Fließbändern arbeiten – sie sind nun als Laufbänder in den Fitness-Studios installiert (neben Treppenmaschinen und anderen High-Tech-Erfindungen, an denen sich harte »Knochenarbeit« simulieren läßt).

Der gesunde, schlanke, fitte Körper ist das Symbol einer neuen, einer Ersatzmoral. Die Aufmerksamkeit des Gewissens gilt der Einhaltung von Gesundheitsregeln. Heute haben wir ein »schlechtes Gewissen«, wenn wir unvernünftig drauflos essen und die Kalorien und das Cholesterin nicht beachten, wenn wir »faul und schlaff« herumsitzen und unseren Trainingsplan nicht einhalten. Der erbitterte Kampf gegen die sündhaften Raucher ist nur ein Beispiel für den neuen Glaubenseifer, und die Verachtung, die Dicken entgegenschlägt, ist nicht mehr weit von jenem pharisäerhaften »Herr, ich danke dir, daß ich nicht so bin wie jene« entfernt. Wie in der protestantischen Ethik der sichtbare Wohlstand als Ausweis für ein gottgefälliges Leben galt, so ist Gesundheit heute der Nachweis für Tugend. Sie ist nicht länger nur ein vernünftiges Ziel, sondern ein übergeordneter Wert. Aus dem Streben nach »health« ist »healthism« geworden, wie der Soziologe Robert Crawford bemerkt.

Die neue Gesundheitsreligion und ihre Muskelmoral haben aber auch den Blick verengt für die Ursachen von Krankheit:

Die Verantwortung liegt bei jedem einzelnen, Krankwerden ist die Folge ungenügender Arbeit an der eigenen Gesundheit. Wie Angehörige einer vorindustriellen Gesellschaft sehen wir Krankheit als eine Strafe an, die für eine individuelle Verfehlung verhängt worden ist. Und wie selbstverständlich überprüfen wir den Lebenswandel eines Erkrankten auf derartige Verfehlungen. Herzinfarkt? Krebs? Wohl zuviel geraucht und zu fett gegessen? Zuviel Ärger unterdrückt? Zu wenig Bewegung, zuviel Arbeit, zu wenig Schlaf?

Wie weit trägt die Körpermoral?

Wenn Gesundheit zu einem absoluten Wert erhoben wird und ein Großteil der Aufmerksamkeit darum kreist, in welchem Zustand sich der Körper befindet, werden wir allmählich blind für die Krankheitsursachen, die außerhalb dieses Körpers liegen. Wenn wir selbst die alleinige Verantwortung für Gesundheit oder Krankheit übernehmen, blenden wir die Gefährdungen der Umwelt immer mehr aus oder versuchen, ihnen »auf eigene Faust« zu entkommen. Wer genug für seinen Körper tut, wer ihn stählt und pflegt und trimmt, immunisiert sich gegen den Streß, der uns in unserer Umwelt zugemutet wird – so verheißt es uns die Logik der neuen Körpermoral.

Es ist vor allem die Moral einer Mittelschicht, die orientierungslos und verunsichert nach Halt und Sicherheit sucht – und sie im Körperkult gefunden zu haben glaubt. Sie ist getrieben von der Sehnsucht, »richtig« zu leben und innerhalb einer fast grenzenlosen Freiheit wieder Normen und Gesetzen folgen zu können. Sie will nicht abdriften in moralische Anarchie, in ein Chaos der Beliebigkeit. Also unterwirft sie den Körper einer selbstauferlegten Disziplin und erhebt Gesundheit zum Lebensziel. Aber geht dieses Kalkül auf?

Drei Auswirkungen des Körperkultes sind besonders auffällig:

– Wer die Gesundheitsreligion verinnerlicht hat, wird intolerant für jede Störung und Abweichung vom erhofften Idealzu-

stand. Schon kleinere Verletzungen, ein Schnupfen, Glieder-
schmerzen oder Grippe werden als persönliches Versagen
empfunden. Und zwangsläufig führt die ständige Selbstbeobachtung dazu, daß sich gesundheitsbewußte Zeitgenossen
schrittweise in übersensible Hypochonder verwandeln. Ihre
Aufmerksamkeit gilt der unausgesetzten Prüfung ihrer Befindlichkeit. Sie werden zu Kontrollfreaks, zwanghaft und
ängstlich.

– Das selbstverordnete Programm »Sei fit, gesund, schlank!« ist
in der Regel eine ziemlich asoziale Beschäftigung: Die Ein-
samkeit des Langstreckenläufers, der Narzißmus des Body-
builders (der sich mit seinem Spiegelbild mehr beschäftigt als
mit seinen Nebenleuten), die verbissen-konzentrierte Arbeit
am Körper. Man ist mit sich und seinem Körper alleine, von
oberflächlicher Kameraderie in Fitness-Centern oder bei
Lauftreffs einmal abgesehen. Arbeit an der eigenen Gesundheit erfordert ein hohes Maß an Aufmerksamkeit, eine Art
Tunnelblick nach innen. Und die Körperarbeit kostet viel
Zeit, das individuelle Zeitbudget wird stark belastet und erlaubt keine Verschwendung – etwa für kulturelle, politische
oder soziale Aktivitäten.

– Wer sich der Körperreligion verschrieben hat, ist meist ein
strenger Fundamentalist: Er gesteht dem eigenen Körper
kaum zu, sich einfach »nur« wohlzufühlen, faul und entspannt
zu sein, und er verachtet diese Zustände bei anderen. Der
Muskeltonus ist das Maß aller Dinge, und nur der gehor-
chende, gesunde Körper wird geliebt. Er hat sich selbst in eine
jener wertvollen High-Tech-Maschinen verwandelt, die
»phantastisch arbeiten« und zu Höchstleistungen fähig sind.

Neue Zwänge und Defizite sind aus dem Körper- und Gesund-
heitskult erwachsen: Was uns Identität, Leidensfreiheit, Glück
und Erlebnisfähigkeit verschaffen sollte, macht uns auf eine ver-
trackte Art unfrei, und die allzu hohen Erwartungen an den Körper überfordern ihn – und uns. Die intensive Beschäftigung mit
dem eigenen Körper, mit seinem Aussehen und seiner Gesundheit macht blind für die größeren Zusammenhänge von Verhalten, Lebens- und Arbeitsweisen, in die der Körper eingebettet

ist und die ihn gefährden und krankmachen. Die Vorstellung, sich selbst durch Arbeit am Körper neu erschaffen und sich fit und resistent erhalten zu können, erweist sich langfristig als Illusion. Solange die Entfremdung zwischen Körper und Geist nicht aufgehoben ist, solange der Körper ein Instrument, ein Mittel zum Zweck ist, bleiben Gesundheit und Lebenssinn höchst flüchtige Ziele.

Das Paradox zwischen Körperbesessenheit und Körpervergessenheit muß aufgelöst werden, bevor wir wieder im Körper heimisch werden können. Wir wissen inzwischen zuviel über Methoden der Körperzurichtung und viel zuwenig büer die Wechselwirkungen zwischen Körper und Psyche. Wir hängen zu sehr einer ungeduldigen Machbarkeitsmentalität an und ignorieren all das, was im Körper »von selbst« geschieht. Wir haben verlernt, Körpersignale zu lesen und zu deuten. Wir sind überinformiert in Gesundheitsfragen, erfahren täglich neue Ergebnisse aus der medizinischen und biologischen Forschung. Aber diese Informationen verwirren uns, denn die Halbwertzeit dieser Erkenntnisse ist nur allzu kurz.

Popularisierte Forschungsergebnisse haben inzwischen als Hauptmerkmal eine fatale Vorläufigkeit, sie werden immer schneller wieder kassiert. Die Experten verspielen durch ihre Informationspolitik allmählich ihre Glaubwürdigkeit und öffnen so das Gesundheitsfeld all den Selfmade-Heilern vom Typ Köhnlechner. Wir erfahren zuviel über den Körper und seine Funktionen und wissen in Wirklichkeit immer weniger von ihm selbst.

Der Körper und seine Geschichte(n)

Körper und Gesundheit können nicht losgelöst von geschichtlichen und gesellschaftlichen Entwicklungen verstanden werden. Drei historische Perspektiven sind bedeutsam für das »Hier und Jetzt« unserer physischen Existenz:
- Die evolutionäre Perspektive verdeutlicht unser biologisches Erbe: Der menschliche Körper ist das Produkt einer sehr lan-

gen Entwicklungsgeschichte. Er ist das Resultat einer in riesigen Zeiträumen erworbenen Anpassung an die jeweiligen Lebensverhältnisse. Die spannendste Frage aus heutiger Sicht ist: Wie »antiquiert« ist dieser Körper? Reicht seine »Weisheit«, reichen seine in Hunderttausenden von Jahren gelernten Reaktionen noch aus, um unter den heutigen Bedingungen bestehen zu können? Oder erweist sich das evolutionäre Erbe eher als gefährlicher Ballast? Sind wir letztlich die Opfer der selbstgemachten kulturellen Beschleunigung, bei der der Körper »zurückgeblieben« ist – sind wir physiologische Steinzeitmenschen in einer High-Tech-Welt?

– Die epochale Perspektive öffnet den Blick für die kulturellen Moden und Stile, sich mit Körper und Gesundheit zu befassen: Wie und warum werden bestimmte Idealvorstellungen und Normen für Gesundheit und Aussehen geformt? Wer definiert beispielsweise, was »Schönheit« ist, welche Krankheiten sind zeittypisch?

– Die individuell-lebensgeschichtliche Perspektive erschließt die Körpererfahrungen in der eigenen Lebensspanne: Was ist dem Körper in Kindheit und Jugend widerfahren? Wie schnell altert er? Welche kumulativen Prozesse machen ihn gesund oder krank?

Unser Körperbewußtsein ist vor allem ein Bewußtsein für die Gegenwart, für die Befindlichkeit von Augenblick zu Augenblick. Es schaltet sich in der Regel erst dann ein, wenn sich am Zustand des Körpers etwas ändert – ein Schmerz, ein Jucken, eine Reaktion auf Reize. Bis dahin wird der Körper nur vorbewußt wahrgenommen, er ist »ein unauffälliger Begleiter« (Mathias Hirsch). Auf welche dramatische Weise er ins Bewußtsein rücken und dort eine Hauptrolle übernehmen kann, beschreibt der an Krebs erkrankte Essayist Anatole Broyard in seinem Buch *Intoxicated by my Illness*: »In den ersten Stadien meiner Krankheit konnte ich nicht schlafen, nicht urinieren, keinen Stuhlgang haben – das Wort Prüfung kam mir in den Sinn. Dann, als mein Arzt das alles wieder ermöglichte, welch wollüstiges Vergnügen war das! Mit Freudenschreien entdeckte ich, wie wunderbar es ist, einfach wieder zu funktionieren. Mein Körper, der die letzten beiden Jahrzehnte zu einer vertrauten, etwas langweiligen alten Flamme geworden war, wurde als brandneue Liebe wiedergeboren...«

Die eigene Lebensgeschichte ist vor allem auch die Geschichte unseres Körpers. Aber nur selten werfen wir einen historischen Blick auf die Vorgeschichte unserer gegenwärtigen Befindlichkeit. Dabei könnte dieser Rückblick sehr lehr- und hilfreich sein für den aktuellen Umgang mit dem Körper, seiner Gesundheit und seinen Bedürfnissen. Wir könnten über uns selbst viel erfahren aus der individuellen Körpergeschichte: Wie entstand das Körperbild, das wir heute haben, aus den Erfahrungen in Kindheit und Jugend? Welche Gewohnheiten, Krankheiten, psychische und physische Verletzungen haben das Verhältnis zum eigenen Körper geprägt?

Uns ist kaum bewußt, in welchem Maße der Körper ein Erfahrungsspeicher ist – er vergißt nichts. Vieles von dem, was wir aus unserem Gedächtnis gelöscht haben, ist in den Zellen und Muskeln unseres Körpers kodiert. Und diese verkörperte Erfahrung bleibt auf eine oft unbegriffene Weise wirksam, prägt unser Leben entscheidend mit.

Unbegriffen, vergessen, unterdrückt: Erst wenn Schmerzen und Krankheit den Körper ins Bewußtsein rücken, wird die Körpergeschichte vom Datenmaterial, das für Diagnosen und Therapie gebraucht wird – Daten, die jedoch ein Spezialist eruiert, dem wir nun, zum »Fall« geworden, unsere Geschichte zu erzählen versuchen.

Streß und Anti-Streß:
Die Wohltat der Entspannung

Wie Streß den Körper zermürbt

Der *Homo sapiens*, der vernunftbegabte Mensch, hat sich in eine ungesunde Situation hineinmanövriert: Als einziges Wesen auf dieser Erde war er in der Lage, sich seine Umwelt selbst zu schaffen. Der »intelligente Affe« hat sich mit Hilfe seiner Werkzeuge immer mehr von der Natur emanzipiert und sich eine nahezu künstliche Lebenswelt aufgebaut, aus der er nur noch gelegentlich flieht, um die »wahre« Natur in immer entfernteren Weltgegenden zu suchen und zu erleben – oder indem er seine Naturnostalgie wenigstens durch die Begrünung seiner unmittelbaren Umwelt pflegt.

Die meisten Menschen leben heute in Städten, umgeben von Beton, Verkehr, Lärm und schlechter Luft, umgeben aber auch von Mitmenschen, die tendenziell immer aggressiver, mürrischer, unzufriedener und trotz des Lebens in »Ballungszentren« immer einsamer werden. Und obwohl uns die moderne Technik immer wieder neue Bequemlichkeiten beschert, uns immer mehr körperliche Mühen abnimmt, wächst die Zivilisationsverdrossenheit ständig.

Diese Situation des modernen Menschen ist in zahlreichen kulturkritischen Werken analysiert worden – David Riesmans *Die einsame Masse*, Günther Anders' *Die Antiquiertheit des Menschen*, Erich Fromms *Anatomie der menschlichen Destruktivität* sind nur einige Beispiele dafür. Die psychischen, ökologischen und spirituellen Krisen, die sich der *Homo sapiens* durch seine ungezügelte und unkontrollierte Entfaltung geschaffen hat, sind eindringlich und oft mit apokalyptischen Untertönen beschrieben worden, etwa wenn Arthur Koestler vom Menschen als »Irrläufer der Evolution« spricht. Der immense technische Fortschritt, der uns Zentralheizungen, Autos und Fernsehapparate beschert hat, hat den Teil der Menschheit, der an diesen Segnungen teilhaben kann, nicht glücklicher gemacht. Zufriedenheit, Gesundheit und Wohlbefinden sind gerade deshalb in den letzten Jahrzehnten immer wieder zu Forschungsthemen geworden, weil sie offenbar nicht automatisch auf die materiellen Errungenschaften des Fortschritts folgen.

Ein besonderes Charakteristikum der modernen Lebensweise ist die körperliche Passivität: Wir sitzen die meiste Zeit, beim Arbeiten wie in der Freizeit, wir konsumieren selbst Unterhaltung und Zerstreuung größtenteils sitzend. Büroarbeit, Autofahren, Fernsehen: Unsere Muskeln haben nichts mehr zu tun, unsere Sinne werden mit belanglosen und überflüssigen Reizen überfüttert. Die Fitnesswelle ist vor allem auch eine Reaktion auf diese sedierte Lebensweise.

Die Universalformel, die das Dilemma des heutigen Menschen zusammenfassen und auf den Begriff bringen soll, heißt: Streß. Streß ist zum Allerwelts- und Modewort geworden, zur Allzweckerklärung für die meisten Übel, die uns der Fortschritt gebracht hat – Hektik, Leistungsdruck, Konkurrenz, soziale Konflikte, existentielle Angst, Unsicherheit und so weiter. Wir sind genervt und erschöpft – der Streß ist schuld. Wir leiden unter Kopfschmerzen, verspannten Nackenmuskeln, Magenschmerzen – der verdammte Streß, Sie wissen schon. Wir sind aggressiv, unduldsam und verkrampft – und erwarten sogar Nachsicht dafür, denn wir sind gestreßt. Und schließlich werden wir krank an Leib und Seele, und wir ahnen und glauben zu wissen, was »schuld« daran ist. Streß soll erklären und entschuldigen, Streß ist für viele sogar eine Art Leistungsnachweis, eine Tapferkeitsmedaille für die vielen Alltagsschlachten, an denen sie teilgenommen haben und in denen sie verwundet worden sind.

Was ist Streß wirklich? Wie unvermeidlich ist er? Der Erfinder des Streßkonzeptes, der kanadische Physiologe und Nobelpreisträger Hans Selye, definiert Streß als »das unspezifische Ergebnis jeder Anforderung an den Körper. Streß läßt sich objektiv nachweisen, wenn man die Körperänderungen in der Physiologie und Körperchemie mißt. Damit erst – durch die Objektivierbarkeit und Meßbarkeit – wird Streß vom Party-Thema zum wissenschaftlichen Gegenstand.«

Streß ist eine allgemeine, stereotyp ablaufende Körperreaktion auf Belastungen aller Art. Häufig oft wird im ungenauen Sprachgebrauch das, was diese Körperreaktion auslöst, ebenso als Streß bezeichnet wie die körperlichen Folgen. Streßauslöser sollten jedoch als »Stressoren« unterschieden werden von dem Prozeß, den sie initiieren. Eine noch allgemeinere und umfassendere Streßdefinition, die »ganzheitlichen« Ansprüchen gerecht wird, weil sie die physiologische und die psychologische Dimension umfaßt, lautet: »Streß ist ein Zustand, der aus einem tatsächlichen oder eingebildeten Ungleichgewicht zwischen einer Anforderung und der Fähigkeit, diese Anforderung zu bewältigen, entsteht, ein Ungleichgewicht also in dem Bemühen des Organismus, sich an die Umwelt anzupassen. Dieser Zustand manifestiert sich in einer unspezifischen Körperreaktion.« Die »Stressoren«, also die Erzeuger dieses körperlichen Ungleichgewichtes, lassen sich in vier Gruppen einteilen:

1. Akute und begrenzte Ereignisse: Zum Beispiel eine bevorstehende Operation, eine Prüfung, ein Sprung mit dem Fallschirm.
2. Streßerzeugende Ereignisabfolgen: Ein meist einschneidendes Lebensereignis wie der Verlust eines Partners oder des Arbeitsplatzes zieht eine ganze Reihe von anderen, belastenden Situationen nach sich.
3. Chronische, regelmäßig auftauchende Stressoren: Täglich, wöchentlich, monatlich oder jährlich wiederkehrende Situationen, die eine Streßreaktion erzeugen, also etwa Konflikte mit Nachbarn oder Verwandten, sexuelle Probleme mit dem Partner, die Steuererklärung und so weiter.
4. Chronische Streßbedingungen: »Gesamt«-Situationen, die als Ganzes und permanent streßerzeugend sind, wie zum Beispiel eine Behinderung, oder ein Arbeitsplatz, der durchgängig als belastend, überfordernd oder quälend empfunden wird (beispielsweise durch den Psychoterror von Kollegen).

Streßquellen sind in unserem Alltag allgegenwärtig, und jeder Mensch ist wohl einer Mischung der vier Stressorentypen ausgesetzt. Wir sind buchstäblich umzingelt von Streßquellen, und zu den objektiv vorhandenen, kaum noch vermeidbaren wie Lärm, Verkehr, Konflikte am Arbeitsplatz und im Privatleben kommt eine reich sprudelnde Streßquelle hinzu, die wir selbst zum Fließen bringen: unser Gehirn.

Phantasiebegabt, wie wir sind, können wir uns selbst da Streß erzeugen, wo er objektiv nicht oder noch nicht gegeben ist. Als einziges Lebewesen sind wir in der Lage, in die Zukunft vorauszudenken, zu hoffen und zu befürchten, zu planen und zu antizipieren. Wir können uns Situationen und Szenarien ausdenken und ausmalen, die uns vor Furcht nicht schlafen lassen und Herzklopfen und Schweißausbrüche verursachen. Die positive Kraft der Phantasie, des Planens und Vorausdenkenkönnens hat eine Schattenseite, die zur Streßquelle erster Ordnung werden kann. Unser Körper reagiert auf selbsterzeugte Bilder im Kopf so, als ob sie Realität wären. Die Sorge um die Zukunft, die Angst vor möglichen, wahrscheinlichen, aber auch vor unwahrscheinlichen und vermeidbaren Ereignissen ist jedoch nur eine der »inneren« Streßquellen. Auch die Schatten der Vergangenheit, quälende Erinnerungen an zurückliegende Verletzungen, Niederlagen und Konflikte können uns nicht nur metaphorisch in Wallung bringen, sie werfen den Körper tatsächlich aus dem physiologischen Gleichgewicht und lösen die Streßreaktion aus.

Wir unterschätzen systematisch diese körperliche Streßkomponente von negativen Gedanken, Phantasien und Erinnerungen. Wir glauben oft, das alles spiele sich »nur« in unserem Kopf ab, und so quälend und lästig diese psychischen Prozesse auch sein mögen, so beeinträchtigten sie doch wenigstens nicht unser körperliches Befinden. Dies ist ein gravierender Irrtum, denn wir reagieren auf jeden Gedanken, auf jedes Bild auch körperlich.

Und als ob die Vielfalt der objektiven und subjektiven Streßquellen oder Stressoren nicht schon ausreichen würde, gibt es noch weitere, die wir mit unserem Bewußtsein gar nicht erkennen und erfassen und die deshalb auch nicht aktiv abgewehrt oder bewältigt werden können. Auch unterhalb der Schwelle unseres Bewußtseins muß der Körper ständig Angriffe auf sein physiologisches Gleichgewicht verarbeiten. Er wird gestreßt, ohne daß wir dies bemerken – selbst im Schlaf kann er zum Opfer von solchen Stressoren werden und muß auf sie reagieren. In einigen Studien konnte beispielsweise gezeigt werden, daß Umweltlärm, den wir oft im Wachen nicht mehr bewußt registrieren, während des Schlafs noch wirkt und den Blutdruck hochtreibt.

Das menschliche Gehirn ist in hohem Maße fähig, die zahllosen Eindrücke und Stimulationen aus der Umwelt zu filtern und nur das in das Bewußtsein »weiterzureichen«, was es nach seinen eigenen Maßstäben für bearbeitungswürdig hält. Eine Flut von Sinneseindrücken und Informationen bleibt dagegen aus dem Bewußtsein ausgesperrt, erreicht aber dennoch Gehirnregionen, die sich mit diesen Reizen befassen und sie, wenn sie für relevant erachtet werden, nach »unten«, also in den Körper, zur Bearbeitung weiterleiten.

Unser Körper muß sich also mit weit mehr Informationen beschäftigen als unser Bewußtsein, er arbeitet unbewußt. In einem Experiment bekamen Versuchspersonen mit Hilfe eines Tachystoskops (eines Projektors, der sehr kurze Darbietungszeiten ermöglicht) eine Reihe von Worten so blitzartig kurz präsentiert, daß sie diese Worte nicht lesen und bewußt erfassen konnten. Unter die vielen neutralen Worte wie Haus, Mantel, Auto haben die Experimentatoren einige obszöne sexuelle Ausdrücke geschmuggelt, für die im Prinzip dasselbe wie für die anderen, neutralen Begriffe gelten mußte – sie konnten nicht gelesen und erfaßt werden. Dennoch zeigten physiologische Messungen, daß die Versuchspersonen auf diese »peinlichen« Worte reagierten: Ihr Puls stieg an, ihre Handflächen begannen zu schwitzen, der Herzschlag beschleunigte sich. Mit anderen Worten: Der Körper reagierte auf »bedrohliche«, weil peinliche Wörter. Er zeigte deutliche Zeichen von Streß, ohne daß das bewußte Denken in diesem Streßprozeß eine Rolle spielte.

Worin besteht nun genau die Streßarbeit des Körpers? Wie reagiert er auf äußere und innere, auf bewußte und unbewußte Stressoren? Schon der »Vater der Medizin«, Hippokrates, hatte beobachtet, daß der menschliche Körper versucht, mit Belastungen und Krankheiten fertigzuwerden, indem er seine innere, natürliche Heilkraft mobilisiert – die *vis medicatrix na-*

turae. Daher sollte ein Arzt vor allem diese »Heilkraft der Natur« zu unterstützen versuchen, damit sie Gesundheit und Wohlbefinden wiederherstellt.

Diese Selbstheilungstheorie der antiken Medizin fand ihre moderne Entsprechung in der Auffassung vom »inneren Milieu«, die der französische Physiologe Claude Bernard im 19. Jahrhundert formulierte: Das *milieu interieur*, also die Summe aller körperinneren Vorgänge, muß relativ konstant bleiben. Der Verlust dieser inneren Balance ist gleichbedeutend mit Krankheit, und ihre Wiederherstellung bedeutet Gesundung. Leben bedeutet jedoch, daß sich der Organismus immer wieder an neue Situationen und Herausforderungen anpassen muß, und zwangsläufig wird die innere Balance gestört. In modernen Begriffen ausgedrückt: Streß und Risiken sind unvermeidbar, es kommt vielmehr darauf an, sie zu bewältigen und das »innere Gleichgewicht« wiederherzustellen. Der große amerikanische Physiologe Walter B. Cannon hat in den dreißiger Jahren dieses Jahrhunderts den Begriff der »Homöostase« geprägt, womit er die »koordinierten physiologischen Prozesse des Körpers« meinte, »die den stabilen Zustand des Organismus« aufrechterhalten oder wiederherstellen.

Der Körper organisiert und orchestriert alle Mechanismen, um »störende« Zustände wie Hunger, Durst, Blutverlust etwa durch Verwundung, Veränderungen der Körpertemperatur und so weiter zu überwinden. Die »Weisheit des Körpers« besteht für Cannon darin, daß er diese Prozesse selbst schnell und effektiv organisiert. Aber er muß nicht nur natürliche innere Ungleichgewichte wie etwa die periodisch auftretenden »Störungen« durch Hunger und Durst ausgleichen, er muß auch fähig sein, auf komplexe Herausfroderungen der Außenwelt zu reagieren. Eine zentrale Aufgabe kommt dabei dem autonomen Nervensystem zu, jenem Teil des körpereigenen Kommunikationsnetzes also, das autonom – unabhängig von den »höheren« Instanzen des Gehirns – operiert.

Das autonome Nervensystem besteht aus zwei Zweigen – dem sympathischen und dem parasympathischen. Der sympathische Teil des autonomen Nervensystems hat die Aufgabe, uns auf die aktive Auseinandersetzung mit der Umwelt vorzubereiten, der parasympathische Teil »beruhigt« uns anschließend wieder und reduziert die sympathische Erregung. Das sympathische Nervensystem befähigt den Körper zu zwei möglichen Reaktionen auf Drohungen und Gefahren der Außenwelt: flüchten oder kämpfen. Es veranlaßt die Ausschüttung von Adrenalin und Noradrenalin in den Blutstrom, mit der Folge geringerer Durchblutung der Extremitäten (um bei Verletzungen allzu großen Blutverlust zu verhindern), steigender Herzschlagfrequenz und steigendem Blutdruck, reduzierter Atmung und Veränderungen in den Verdauungs- und anderen Organen. Diese Flucht- oder Kampfreaktion des Körpers hat sich in der menschlichen Entwicklungsgeschichte als ein zentraler Überlebensmechanismus entwickelt. Der Homo sapiens und seine affenähnlichen Vorfahren verbrachten die weitaus meiste Zeit auf der Stufe von Jägern und Sammlern, in einer Umwelt, die nur allzuoft Kampf oder Flucht erforderlich machte.

Dabei spielte die Schnelligkeit eine Rolle, mit der der Körper zu einer der beiden Reaktionen befähigt wurde. Sekunden entschieden über Leben und Tod, wenn der Steinzeitmensch plötzlich einem Höhlenbären gegenüberstand oder bei der Jagd auf Mitglieder eines feindlichen Clans stieß. Die blitzartige Erregung durch das sympathische Nervensystem energetisiert die Muskeln und versetzt den ganzen Körper kurzfristig in einen Hochspannungs- und Hochleistungszustand. Mit gesträubten Nackenhaaren und angespannten Muskeln stand der Vorfahr des *Homo sapiens* bereit, um von seinen Waffen oder seinen Fäusten Gebrauch zu machen oder aber, nach schneller Einschätzung der Erfolgschancen, die Flucht zu ergreifen. In beiden Fällen verarbeitete er den körperlichen Erregungszustand durch heftige Muskelaktivität und baute die Streßhormone wieder ab.

Im Leben des modernen Menschen spielen Bären und Tiger keine Rolle mehr, und die Konflikte mit anderen Menschen sind nicht durch physische Aggression oder durch Flucht zu bewältigen – zumindest sind beide Reaktionen verpönt und werden streng sanktioniert. Die Stressoren unserer Zeit sind andere – sie sind nur noch selten physisch bedrohlich, sondern bedrängen uns in der Gestalt von Frustrationen, sozialen Konflikten, Unsicherheiten, Leistungsdruck, Ängsten und von »zivilisiert« vorgetragenen Kränkungen und Verletzungen.

Was sich in Hunderttausenden von Jahren als Überlebensmechanismus entwickelt hat, ist immer noch in uns wirksam. Wir sind physiologisch Steinzeitmenschen geblieben, und wir reagieren auf die neuen Bedrohungen, Forderungen und Aufgaben unseres Lebens biologisch noch genau so, wie unsere Vorfahren auf ihre Umwelt reagierten. Aber die modernen Stressoren lösen eine körperliche Reaktion aus, die keinen »natürlichen« Abschluß findet. Wir müssen uns beherrschen, müssen Wut und Ärger unterdrücken, gute Miene zum bösen Spiel machen, auch wenn wir innerlich kochen. Die muskuläre Anspannung kann sich nicht entladen, der Blutdruck erhält oft keine Chance, sich wieder einzupendeln, die Streßhormone werden nicht abgebaut, sondern vergiften uns buchstäblich.

Diese Streßreaktion wirkt sich um so nachteiliger aus, je länger der Streßauslöser präsent bleibt – wir sind biologisch nicht dafür gebaut, anhaltende Spannung, Ärger oder Frustration oder eine unangenehme physische Dauerbelastung auszuhalten. Die negativen Emotionen Furcht, Wut, Angst und Ärger befähigen uns, bildlich gesprochen, zu einem Sprint, nicht zu einem Marathonlauf. Bleiben sie jedoch im Körper virulent, gefährden sie die innere Balance und schließlich die Gesundheit.

Hans Selye hat die Streßreaktion als ein dreistufiges »allgemeines Anpassungssyndrom« beschrieben:
1. Alarm: Der Körper wird mobilisiert.
2. Widerstand: Wenn der Stressor nicht beseitigt oder neutralisiert werden kann, stellt sich der Körper auf eine längerfristige Auseinandersetzung ein, indem er beispielsweise wieder für eine bessere Durchblutung der Muskeln sorgt.
3. Erschöpfung: Wenn die Anpassungsenergien der beiden ersten Stufen nicht ausreichen, um den Streßreiz zu beseitigen, folgt die Erschöpfung, die sich physisch und psychisch bemerkbar macht.

Wenn diese letzte Phase in unserer Auseinandersetzung mit unserer Umwelt allzu häufig erreicht wird und keine ausreichenden Erholungsphasen möglich sind, wird aus Streß Krankheit. Selye bezeichnet diese Krankheiten auch als »Anpassungskrankheiten«, denn sie sind das Ergebnis von mißlungenen Anpassungsversuchen des Organismus. Die häufigsten dieser Krankheiten sind Magengeschwüre, Bluthochdruck und Herz-Kreislauferkrankungen. Sie sind die Konsequenz davon, daß unser Körper evolutionär zurückgeblieben ist und auf die Anforderungen unseres modernen Lebensstiles »unangemessen« reagiert. Er wird überreizt und überfordert und schließlich erschöpft, seine Regenerations- und Selbstheilungspotentiale erhalten tendenziell immer weniger Chancen, die notwendigen Ausbesserungen vorzunehmen und das »innere Milieu« wieder zu stabilisieren. So sind wir nicht nur auf die äußeren Überreizungen durch Verkehr, Menschenmassen, die Bilderflut des Fernsehens körperlich schlecht vorbereitet, es gibt auch kein evolutionäres Programm, das uns erfolgreich gegen andauernde finanzielle Sorgen, schwelende Konflikte am Arbeitsplatz, Zukunftsangst und Eheprobleme bestehen läßt.

Dennoch versuchen wir, unseren Körper bei seinen Auseinandersetzungen mit chronischen Stressoren zu »unterstützen« und zu entlasten – indem wir ihn etwa mit Alkohol und anderen Genußmitteln zu besänftigen oder aber durch Stimulantien wie Zigaretten, Kaffee und so weiter aus einer Erschöpfung herauszureißen versuchen. Wir lassen uns vom Hausarzt, der »nervöse Erschöpfungszustände« oder andere schwammige Diagnosen anbietet, Medikamente verschreiben, die uns kurzfristig helfen sollen, mit dem Alltagsstreß fertig zu werden.

Die Verkörperung psychischer Probleme

Wir »verkörpern« in unseren Muskeln und schließlich auch in unserer Haltung all das, was wir aus unserem psychischen Haushalt verdrängen oder unterdrücken: Konflikte, Ängste oder Komplexe. Sigmund Freud hat in seiner Neurosenlehre zwar herausgearbeitet, wie wir psychisch auf solche negativen Lebensthemen reagieren, und entsprechend hat er auch eine Therapieform entwickelt, die sich auf diese psychischen Prozesse konzentriert und die Verdrängungen, Blockierungen und Entstellungen mit Hilfe einer »Redekur«, der Psychoanalyse, aufzulösen versucht. Es war Wilhelm Reich, zunächst Freuds Lieblingsschüler und später ein »Verräter«, der sich nicht mit der vagen Aussage des Meisters begnügen wollte, daß irgendwo »drinnen« ein neurophysiologischer Prozeß ablaufe, der aber im Rahmen der psychoanalytischen Lehre nicht näher lokalisiert und bearbeitet werden müsse.

Reich wollte es genauer wissen, er suchte eine Antwort auf die Frage: Was passiert im Körper, wenn jemand etwas verdrängt oder unterdrückt oder sonst auf eine neurotische Weise mit Konflikten umgeht? Was tut der Körper, um Ängste und Aggressionen unter Kontrolle zu halten und ihren »Ausbruch« zu verhindern? Reichs Antwort lautete: Der Körper reagiert mit muskulärer Anspannung. Diese Kontraktionen werden im Laufe der Zeit zur Gewohnheit, aus der kurzfristigen Anspannung wird allmählich ein Muskelpanzer. Muskelverspannungen sind die körperliche »Beihilfe« zur Unterdrückung von Impulsen, die die Psyche nicht zulassen kann und darf.

Wenn diese muskuläre Verpsannung anhält, gerät sie schließlich unter die Kontrolle des autonomen Nervensystems – wir verlieren die Macht über die nun spastisch gewordenen Muskeln. Die permanent angespannten Muskelpartien sind ein Teil des Körpersystems geworden, das unserer willentlichen Kontrolle nicht zugänglich ist, sie sind wie leblose Teile einer Rüstung, mit der wir uns unbewußt vor den Problemen des Lebens schützen wollen. Schon Charles Darwin hat in seinen bahnbrechenden Arbeiten über den Gefühlsausdruck bei Menschen und Tieren darauf hingewiesen, daß dieses »Ausdrücken« buchstäblich eine muskuläre Angelegenheit ist, Emotionen werden beispielsweise durch die Veränderungen in unserer Gesichtsmuskulatur »dargestellt« (Emotion stammt von dem lateinischen *ex-movere*, sich hinausbewegen).

Jeder Gefühlsausdruck ist Bewegung, muskuläre Arbeit von innen nach außen. Wenn wir Gefühle unterdrücken, also den Ausdruck von Angst, Ärger, Freude, Wut aus sozialen oder psychischen Gründen unter Kontrolle halten müssen, unterdrücken wir auch diese muskulären Reaktionen. Das heißt, wir stoppen den natürlichen Fluß der Emotion, indem wir andere Muskeln und Muskelgruppen benutzen, um diesen Ausdruck zu unterdrücken. Wem beispielsweise zum Heulen zumute ist, der spürt den Kloß im Hals und fühlt, wie die Tränen in die Augen schießen und die Unterlippe zittert: Der bevorstehende Gefühlsausbruch ist dann nur noch durch eien enorme muskuläre Anstrengung zu stoppen: Die Rumpfmuskeln müssen das Schluchzen unterdrücken, die Gesichtsmuskulatur muß die bebende Unterlippe und die heruntergezogenen Mundwinkel wieder unter Kontrolle bringen. Unsere natürliche körperliche Reaktion in einer bestimmten Situation wurde erfolgreich unterdrückt, der Ausdruck eines Gefühls unterbunden.

Verkniffene Münder, strenge Stirnfalten, »beherrschte« Körperhaltungen mit hochgezogenen Schultern, angespannte Gesäßmuskulatur – all das sind häufig anzutreffende, chronisch gewordene muskuläre Gefühlsunterdrückungen, die buchstäblich Haltung und Ausdruck eines Menschen formen. So ist wahrscheinlich auch der Satz von Albert Camus zu verstehen, der meinte, daß im Alter von vierzig Jahren jeder Mensch für sein Gesicht selbst verantwortlich sei. Für Wilhelm Reich war die entscheidende Beobachtung, daß diese muskulären Kontraktionen, die allmählich chronisch werden, unbewußt ablaufen. Der so entstehende Muskelpanzer beeinträchtigt in vielen Fällen die Atmung, macht sie flach (Hyperventilation) und vermindert so indirekt auch die Sauerstoffversorgung des Blutes und viele weitere Körperfunktionen. Da die Verhärtungen und Verspannungen des körperlichen Muskelapparates sich allmählich der willentlichen Kontrolle entziehen, nützen rationale und verstandesgesteuerte Versuche nichts, der Körperpanzer kann nicht »vom Kopf« beseitigt werden. Das ist im wesentlichen die Ausgangshypothese aller Körperpsychotherapien, die sich mit den »verkörperten« Problemen und Neurosen auf der Ebene des Körpers auseinandersetzen.

Ein konstruiertes Fallbeispiel aus der Praxis des Ur-Vaters der Körpertherapie, Wilhelm Reich, soll diese Zusammenhänge illustrieren: Ein Mann von 35 Jahren kommt zu Reich und klagt über Erschöpfung und Überforderung, er fühlt sich eingeengt, unzufrieden und als Opfer zahlreicher Zwänge, die ihm seine Umwelt auferlegt. Er verspürt den vagen Wunsch zu fliehen, alles hinter sich zu lassen. Bei alledem ist er beruflich erfolgreich und hätte eigentlich keinen »objektiven« Grund, sich zu beklagen. Reich beobachtet den Mann. Seine Mundpartie verzieht sich häufig zu einem schnellen, gezwungenen Lächeln oder aber, wenn er über seine Probleme spricht, zu einem Ausdruck übertriebener Abscheu. Seine Schultern sind leicht nach hinten gezogen, in einer forciert »strammen« Pose, die »beherrscht« wirkt. Der Brustkorb und die Zwerchfellregion bewegen sich kaum, denn er atmet nur flach. Überhaupt scheint die Muskulatur in der Zwerchfellregion stark angespannt, und weiter unten ist der Bauch deutlich eingezogen, eine »korrekte« Haltung, die nur mit einer ständigen Anspannung der Gesäßmuskulatur erreicht werden kann. Insgesamt bietet er das Bild eines Menschen, der sich auf keinen Fall gehenlassen will, sondern buchstäblich »Haltung bewahrt«.

Reich unterbricht den Redefluß des Mannes und bittet ihn, tief einzuatmen. Der versucht das, aber Reich ertastet eine starke Anspannung im Zwerchfellbereich – eine spastische Muskelverhärtung. Der Mann kann gar nicht tief einatmen, auch wenn er seine Lungen noch so voll pumpt, um dem Therapeuten einen Gefallen zu tun. Als Reich ihn auffordert, die Zwerchfellmuskulatur locker zu lassen, will er das tun, aber es gelingt nicht. Diese Muskulatur ist offensichtlich schon unter der Kontrolle des autonomen Nervensystems und seiner sympathischen Funktionen, ebenso wie die Schulter- und Bauchmuskulatur.

Nun wendet Reich einen äußerst unorthodoxen therapeutischen Trick an: Er bittet den Mann, sich den Finger in den Hals zu stecken, um einen Brech- oder Würgereiz auszulösen. Vorsichtshalber hatte er ihn gebeten, nüchtern in die Sprechstunde zu kommen. Der Mann kommt dieser ungewöhnlichen Bitte erst zaghaft nach, dann aber, ermutigt durch den Therapeuten, steckt er den Finger tief in seinen Hals. Mit einem heftigen, trockenen Würgen wirft sich sein Körper nach vorn, er ringt nach

Luft und atmet, mit Tränen in den Augen, mehrmals schwer ein und aus. Aber – das ist nun ein ganz anderes Atmen, seine Zwerchfellmuskulatur gibt nach und ermöglicht ihm tiefe und lange Atemzüge. Der Würgereflex hat eine »somatische Transformation« bewirkt – die autonome, dem Bewußtsein nicht mehr zugängliche Muskelverspannung des Zwerchfells wurde durch einen anderen autonomen, starken Reflex buchstäblich aufgebrochen.

Auch die anderen Muskelpartien, der Schultergürtel und die Bauchmuskulatur, befinden sich vorübergehend in einem »aufgelösten« Zustand und scheinen im Augenblick gar nicht so recht zu wissen, welche Haltung sie einnehmen sollen. Zum erstenmal seit langer Zeit atmet dieser Mann wieder tief, sein Gesicht ist entspannt und gut durchblutet, und mit einem noch immer erstaunten Ausdruck berichtet er, daß er sich sehr gut und entspannt fühle. Und nun kann er auch plötzlich sehr viel klarer und präziser über seine psychischen Probleme reden, die er vorher nur sehr vage vortrug.

Der Überlebensreflex des Würgens und Erbrechens hat in dieser stark vereinfachten, prototypischen Therapie-Episode eine dramatische Körperveränderung bewirkt. Eine chronisch gewordene muskuläre Verspannung wurde aufgebrochen, der Körper konnte sich nach langer Verkrampfung wieder entspannen.

Für Wilhelm Reich war jedoch der zentrale körperliche Mechanismus, mit dem sich die Sapnnungen und Verspannungen immer wieder abbauen lassen und der das Pulsieren der Lebensenergie im ganzen Körper ermöglicht, der Orgasmus. Während des Koitus baut sich im ganzen Körper sexuelle Spannung und Energie auf. Ab einem gewissen Zeitpunkt übernimmt der orgastische Reflex die gesamten Bewegungen und Körperfunktionen, bis sich die angesammelte Energie in einer konvulsivischen Bewegung der gesamten Körpermuskulatur und in den Genitalien entlädt. Danach ist der Körper völlig entspannt, die Blutgefäße sind erweitert, Herzschlag und Atem arbeiten rhythmisch und optimal.

Dieser Idealzustand und seine Vorbedingung, der ideale Orgasmus, sind Teil unseres biologischen Programms, ein Programmteil jedoch, den nicht alle Menschen verwirklichen können. Allzusehr behindern Ängste, Verbote, Spannungen oder simple sexuelle Ignoranz den idealen Sexualakt. Und so wird umgekehrt die unbefriedigende, unausgelebte Sexualität selbst zur Quelle von Spannungen und Frustrationen. Der Orgasmus ist für Wilhelm Reich das Modell schlechthin für das Pulsieren der Lebensenergie, den Wechsel von Anspannung, Entladung und Entspannung.

Die Entdeckung des Muskelpanzers als körperlicher Ausdruck langanhaltender psychischer Probleme und als unbewußter Versuch des Körpers, Konflikte und Ängste »in Schach« zu halten, war ein entscheidender Schritt bei der Überwindung einer verkopften und auf »innerpsychische« Prozesse konzentrierten Psychologie.

Von der Spannung zur Verspannung

Das Leben unter permanenten Streßbedingungen ist schon deshalb ein unnatürliches Leben, weil es den Körper zunehmend überfordert und verschleißt, bis er schließlich seine Kraft zur Regeneration verliert und krank wird. Walter Cannon, Hans Selye und seither eine Vielzahl von Forschern haben gezeigt, wie der Körper um sein »inneres Gleichgewicht« kämpft und den Streß zu bewältigen versucht. Neben den hormonellen Streßreaktionen im Körper und den Versuchen des Muskelapparates, bedrohliche Gefühle unter Kontrolle zu halten, gibt es zwei weitere neuromuskuläre Reaktionen auf die Herausforderungen unserer Umwelt. Wir reagieren auf viele Situationen des täglichen Lebens mit drei unbewußten Muskelreflexen: dem Startreflex, dem Stoppreflex, und dem Traumareflex.

Der Körpertherapeut und Begründer einer existentialistisch beeinflußten leib-seelischen Lehre, die er »Somatics« nannte, Thomas Hanna, charakterisiert den Startreflex des Körpers so:

»Der Startreflex hängt eng mit dem Aufrechtgehen, mit der Welt-Zuwendung zusammen und ist im Grunde ein Aufmerksamkeits- oder Aktivierungsreflex. Er aktiviert die zentralen Muskeln entlang der Wirbelsäule und signalisiert: ich bin bereit. Dieser Reflex wird vor allem in einer städtischen Umgebung sehr häufig aktiviert und ausgelöst. Er wird schließlich zu einer Gewohnheit. Die Rückenmuskeln sind ständig angespannt. Dieses permanente Auf-dem-Sprung-Sein, das Bereitsein für irgend etwas, korreliert mit der muskulären Spannung im Rücken. Wir können diesem Reflex nicht ausweichen, er ist Teil unserer genetischen Ausstattung.«

Der zweite wichtige Reflex ist der Stoppreflex. Innerhalb von Sekundenbruchteilen können wir den Körper muskulär auf Flucht oder auf Selbstschutz vorbereiten. Ein lauter Knall, ein plötzlicher heftiger Schmerz – blitzschnell ziehen sich die Bauch- und Nackenmuskeln zusammen, der Körper krümmt sich, der Kopf stößt nach vorne. Dieser Stoppreflex entspricht auf muskulärer Ebene der hormonellen Streßreaktion, die im Körperinneren abläuft. Auch dieser uralte Überlebensmechanismus kann sich verselbständigen und in einer chronischen Muskelkontraktion enden, wenn ein Mensch ständig mit »Nackenschlägen« oder Angriffen aus seiner Umwelt rechnen muß. Die muskuläre Bereitschaft wird allmählich zur Gewohnheit, ein typisches Bewegungs- und Haltungsmuster prägt sich dem neuromuskulären System ein.

Ein dritter Körperreflex aus dem biologischen Erbe der Evolution ist der Traumareflex: Er wird ausgelöst durch ein starkes physisches Trauma, eine Verletzung, ein gebrochenes Glied, einen Unfall, eine Operation. Der Körper versucht den betroffenen Körperteil instinktiv zu schützen und vor weiteren Verletzungen und Schmerzen zu bewahren. So verspannt er sich um diese betroffene Körperpartie herum, eine Haltung, die je nach Dauer und Schweregrad des Traumas ebenfalls chronisch werden kann. Eine solche »Verkrümmung« nennt man Skoliose – die reflexartige, chronisch gewordene Verspannung als Reaktion auf ein körperliches Trauma.

Derartige Verspannungen und Verkrümmungen speichern gewissermaßen die Erfahrungen und Verletzungen des Körpers und werden allmählich zur typischen »Haltung« eines Menschen. Die individuellen Körperhaltungen setzen sich aus unterschiedlichen Reflexgewohnheiten zusammen und sagen viel über den Streß aus, dem ein Mensch ausgesetzt ist oder war.

Die ständige Muskelanspannung belastet den Körper in vielfacher Weise und beeinträchtigt einige seiner Funktionen. Eine Dauerkontraktion von ganzen Muskelgruppen ist schmerzhaft, denn sie bedingt eine kontinuierliche Produktion von Milchsäure, um die Muskelspannung aufrecht erhalten zu können. Diese Milchsäure irritiert aber die sensorischen Nerven in den Muskelzellen, so daß gerade bei Schmerzpatienten ein Teufelskreis entsteht: Die instinktive muskuläre Reaktion auf ein schmerzhaftes Trauma wird selbst schmerzhaft, wird selbst zum Symptom. Thomas Hanna schätzt, daß über 50 Prozent aller Patienten mit chronischen Schmerzen erst durch diese chronische Schmerzreaktion zu Schmerzpatienten geworden sind.

In unserem Alltagsleben sind physische und psychische Stressoren unvermeidlich, und sie nehmen tendenziell eher noch zu. Das bedeutet, daß unser Körper ständig gefordert ist und auf die zahlreichen Alarmsignale, Traumata und Konflikte des täglichen Lebens reagieren muß. Immer wieder werden seine Reflexe und seine automatisch ablaufenden inneren Reaktionen ausgelöst, und selbst wenn unsere Psyche den Streßanlaß längst »abgehakt« und vergessen hat, ist der Körper oft noch lange Zeit damit beschäftigt, »sich zu beruhigen«. Je älter wir werden und je mehr sich der Körper mit Streß und Streßfolgen abarbeiten muß, um so deutlicher werden die Verschleißerscheinungen durch diese Arbeit. Hans Selye war der Auffassung, daß wir nicht allzuoft in die Erschöpfungsphase der dreistufigen Streßreaktion hineingeraten dürfen, wenn wir irreparable Langzeitschäden vermeiden wollen. Wenn wir von »Abbau«, »Raubbau« und »Verschleiß« des Körpers sprechen, dann sind vor allem diese kumulativen Streßfolgen gemeint, die uns nur zu häufig als »natürlich« erscheinen, als eine unvermeidliche Folge des Alters.

Neben dem langsamen, kumulativen Verschleiß, der den Körper auf Dauer und fast unmerklich zermürbt, machen uns aber auch die kleineren und größeren körperlichen Katastrophen zu schaffen, wenn bestimmte Teilsysteme und Organe des Körpers besonders streßgeschädigt sind – Herzinfarkte, Magengeschwüre, chronischer Bluthochdruck und viele andere. Es sind vor allem die chronischen Streßsituationen, die immer wiederkehrenden Stressoren und Konflikte des Lebens, die verhindern, daß der Körper eine Chance erhält, seine Daueranspannung zu lockern. Selbst wenn die äußeren Stressoren ihn nicht ständig in Alarmbereitschaft versetzen, kann er durch »innere« Stressoren weiter strapaziert werden: Niederdrückende Sorgen und Ängste, Phantasien und Szenarien verlangen ihm auch dann ein Notprogramm ab, wenn äußerlich schon Ruhe eingekehrt ist.

In einer Serie von Experimenten an der kanadischen McGill-Universität konnte Robert Malmo zeigen, wie eng das Denken mit körperlichen, vor allem mit muskulären Spannungs- und Entspannungsvorgängen korrespondiert. Die muskuläre Spannung läßt sich mit Hilfe eines Elektromyographen (EMG) messen, und zwar über längere Zeiträume hinweg. So ist es möglich zu beobachten, wie sich die Muskelspannung verändert, wenn beispielsweise in einem Gespräch, das längere Zeit um angenehme Themen kreiste, plötzlich ein unangenehmes Thema aufkommt. Es zeigt sich, daß die Muskelspannung in diesem Falle deutlich meßbar zunimmt und sich erst wieder auflöst, wenn das Gespräch beendet ist oder sich erneut einem angenehmeren Thema genähert hat. Selbst wenn wir also vermeintlich still in einem Sessel sitzen, »arbeitet« unser Körper, das heißt, er reagiert vor allem auf die emotionalen Inhalte des Gesprächs. Diese subtilen Muskelanspannungen bleiben uns unbewußt, aber sie beeinflussen den gesamten Organismus.

In einem anderen Experiment hat Malmos Kollege Wallerstein seine Versuchspersonen, die entspannt auf einem Sofa lagen, ein spannendes Kriminalhörspiel hören lassen. Dabei wurde ein Elektromyograph an die Muskeln der Stirn angeschlossen. Mit steigender Spannung der Geschichte stieg auch die Muskelanspannung in der Stirnmuskulatur der Versuchspersonen. Als dann die Geschichte ihren Höhepunkt überschritten hatte, sank auch die muskuläre Anspannung von ihrem Maximum allmählich auf das Niveau, das sie vor Beginn der Geschichte hatte. Wallerstein konnte also zeigen, daß auch positive mentale Prozesse wie Interesse und Spannung mit deutlich reagierenden muskulären Anspannungs- und Entspannungsprozessen korrespondieren.

Ein beunruhigendes, für die Streßforschung bedeutsames Ergebnis dieser Experimente tauchte jedoch auf, als die Detektivgeschichte an dem Punkt unterbrochen wurde, als sie gerade am spannendsten war und von den Versuchspersonen nicht mehr zu Ende gehört werden konnte: Die aufgebaute muskuläre Anspannung blieb – sie konnte sich nicht auflösen, weil auch die Geschichte keine Auflösung fand. Was dieses Ergebnis für die »Spannungsbögen« in unserem Alltag bedeutet, ist klar: Wie oft bleiben wir mit unseren Emotionen »hängen«, wie häufig können wir Probleme und Krisen, die uns mental, emotional und damit auch körperlich beschäftigen, nicht auflösen und abschließend und befriedigend erledigen?

All die hormonellen, nervösen und muskulären Reaktionssysteme erzeugen ein inneres Ungleichgewicht, bei dem einer chronischen Übererregung Phasen der Erschöpfung folgen. Chronische Müdigkeit, Gefühle des Ausgebranntseins oder verminderte Leistungsfähigkeit sind Symptome, die heute epidemisch zunehmen. Wir registrieren zwar die körperlichen Folgen des Streß, aber wir haben verlernt, ihnen rechtzeitig zu begegnen.

Weil wir die zunächst nur subtilen und leisen Signale des Körpers ignorieren und die sich schleichend aufbauende Verspannung erst dann zur Kenntnis nehmen, wenn sie so sehr vom Körper Besitz ergriffen hat, daß sie nur schwer wieder aufzulösen ist, sehen wir die Streßsymptome als den unvermeidlichen Preis unserer modernen Lebensweise an. Und allzuoft versuchen wir, den übererregten und erschöpften Körper mit untauglichen Mitteln zu beruhigen und für neue Aufgaben zu kräftigen. Nicht selten fallen wir dabei von einem Extrem in das andere – viel Streß, viel Pseudoerholung: Alkohol, »schnelle« und zwanghafte Zerstreuung, rigide Fitness- und Gesundheitsprogramme,

Mind Machines und anderes. Aber akkumulierter Streß läßt sich nicht am Ende eines Tages, an Wochenenden und in Urlauben »abbauen«. Zwar verfügt der Körper über erstaunliche Reserven, über eine enorme Elastizität und Plastizität, aber er ist eben keine Maschine, die lange auf Hochtouren laufen kann, bevor sie wieder einmal gewartet werden muß.

Wir müssen den eigenen Körper bereits dann »zur Kenntnis nehmen«, wenn er während des Tages deutliche Signale und Warnzeichen gibt. Als »Kopfwesen« konzentrieren wir uns auf unsere Gedanken und Gefühle und mißachten sehr häufig alles, was »darunter« stattfindet. Wie atmen wir in bestimmten Situationen? Was geschieht mit unserem Blutdruck, welche Muskeln verkrampfen sich, wann beginnen wir zu schwitzen? Was fängt der Körper mit unterdrückten Gefühlen wie Ärger oder Angst an? Und vor allem: Was können wir tun, wenn wir die Streßsignale des Körpers erkennen? Wie läßt sich die Streßreaktion ausbalancieren? Mit anderen Worten: Wie läßt sich wirkliche Entspannung erreichen, wie können die negativen Streßfolgen verhindert werden?

Die wichtigste Voraussetzung für Entspannung ist das Gewahrwerden der Streßreaktionen des Körpers – und zwar nicht erst dann, wenn dieser sich muskulär verkrampft, verhärtet oder hormonell daueralarmiert ist, sondern schon möglichst früh in der Streßsituation oder kurz danach. Diese Körperbewußtheit kann zwar die Streßreaktionen nicht verhindern, aber sie versetzt uns in die Lage, ihre Folgen rechtzeitig auszugleichen und somit eine negative Langzeitwirkung zu verhindern. Körperbewußtheit ist eine Vorbedingung für ein lebenswichtiges, angeborenes Körperprogramm – die Entspannung.

Zwar haben wir mehr oder weniger deutliche Vorstellungen davon, was »Entspannung« ist. Wir verbinden damit ganz richtig ein muskuläres Los- und Lockerlassen und auf der psychischen Ebene den Zustand der Gelassenheit oder Ausgeglichenheit. Diese emotionale Gelassenheit ist gleichbedeutend mit dem Ausblenden oder Vermeiden von beunruhigenden, ärgerlichen und quälenden Gedanken. In der Theorie zumindest ist den meisten klar, was Entspannung ist, und viele glauben auch, daß sie sich tatsächlich entspannen können. Untersuchungen haben jedoch gezeigt, daß Menschen, die überzeugt waren, sich in einem Zustand völliger muskulärer Entspannung zu befinden, immer noch stark verspannte Muskelpartien hatten – vor allem im Nackenbereich.

Körperbewußten und geschulten Menschen gelingt es sehr wohl, mit Hilfe von selbstentdeckten oder gelernten Techniken wie Yoga oder progressiver Muskelentspannung den angestrebten Idealzustand vollkommener Entspannung zu erreichen. Für eine Mehrheit der Menschen in den westlichen Industrieländern jedoch ist Entspannung eine Illusion, eine Selbsttäuschung. Sie gleichen in ihrer Unfähigkeit, wirklich »loslassen« zu können, jenen Affen, denen die gewitzten Bauern eines asiatischen Landes eine raffinierte Falle stellen: Da die Affen zur Erntezeit über die Plantagen herfallen und die reifen Früchte stehlen, versuchen die Bauern, möglichst viele der Übeltäter einzufangen. Sie höhlen Kokosnüsse aus, geben eine reife, süße Frucht hinein und schneiden ein Loch in die Kokosnußschale, gerade so groß, daß die ausgestreckte Hand eines Affen hindurchpaßt. Die Affen entdecken schnell die so verborgenen Früchte im Inneren der Kokosnüsse und greifen hinein, um die Frucht herauszuziehen. Aber die Faust mit der begehrten Frucht läßt sich durch das enge Loch nicht mehr herausziehen. Die Tiere müßten die Frucht loslassen, um wieder frei zu kommen, aber da sie voller Gier an der Beute festhalten, werden sie nun selbst zur leichten Beute für die Bauern.

Entspannung als »passives Wollen«

Der menschliche Körper verfügt über ein angeborenes Entspannungsprogramm, das wir allerdings psychologisch, durch einen Willens- und Konzentrationsakt, auslösen müssen. Weil wir den Körper auch sonst unseren Gedanken, Gefühlen und Zielen unterwerfen, ihn zum Instrument unserer Daseinsbewältigung machen und kaum noch zulassen, daß er uns in seiner Sprache dirigiert und leitet, braucht es eine gewisse mentale Anstrengung, um Entspannung zu erreichen. Dies mag paradox erscheinen, und in der paradoxen Formel vom »passiven Wollen« haben auch die Psychologen Kenneth Anchor und Nicholas Sieveking das Zusammenspiel von Psyche und Körper mit dem Ziel der Entspannung beschrieben.

Das autonome Nervensystem, das die körperlichen Erregungs- und Beruhigungsprozesse gleichermaßen steuert, ist nämlich nicht so autonom, wie lange Zeit geglaubt wurde. Es ist möglich, den »dämpfenden« Teil dieses Nervensystems durch passives Wollen zu beeinflussen, also auf die normalerweise automatisch und selbständig ablaufenden Körperprozesse willentlich einzuwirken. Das erfordert die Konzentration auf eine bestimmte Körperfunktion – etwa den Pulsschlag – und die »Absicht«, ihn zu senken. Die Biofeedback-Therapie macht sich diese Möglichkeit zunutze, um beispielsweise Patienten mit Bluthochdruck an einen Monitor anzuschließen, der die willentliche Beeinflussungsleistung anzeigt. Der Patient kann an einem Bildschirm ablesen (»Feedback« = Rückmeldung), ob er durch die bloße Konzentration auf seinen Butdruck eine Senkung erreicht hat, was wiederum wie eine Belohnung wirkt. Während jedoch die Biofeedback-Technik komplizierte Apparaturen erfordert und in der Regel erst dann eingesetzt wird, wenn bereits eine chronische Störung einer autonomen Körperfunktion vorliegt, lassen sich Entspannung und damit die kurzfristige Korrektur von Streßwirkungen sehr viel einfacher erreichen.

Der Kardiologe Herbert Benson hat in jahrzehntelanger Forschung den gemeinsamen Nenner von Entspannungstechniken herausgearbeitet, die in unterschiedlichen Kulturen verbreitet sind und oft mit verblüffenden Resultaten praktiziert werden. Dabei hat er religiöse, spirituelle und mystische Praktiken untersucht und verglichen, aber auch »weltliche« Entspannungstechniken. Wenn alle kulturellen und traditionellen Ausschmückungen subtrahiert und alle exotischen Begleitrituale demystifiziert werden, wird ein universales Grundmuster erkennbar. Der Kern jeder Entspannung ist die »Relaxation Response«: eine angeborene physiologische Entspannungsreaktion des Körpers. Die Relaxation Response ist die körpereigene Abwehrwaffe gegen physischen und psychischen Streß. Um dieses Anti-Streß-Programm auszulösen, müssen zwei mentale Vorbedingungen erfüllt sein:

1. Die Aufmerksamkeit muß sich auf einen Gedanken, ein Wort, ein Mantra, einen Ton oder einfach auf den eigenen Atem konzentrieren. Dieser »mentale Fokus« ist nötig, damit der unablässige Strom der Alltagsgedanken unterbrochen werden kann, der uns mit der Umwelt und damit mit den Streßquellen verbindet. Der Kopf muß buchstäblich leer werden.

2. Eine absolut passive Haltung gegenüber Ablenkungen und eindringenden Gedanken ist notwendig. Sie sollen nicht bearbeitet werden, dürfen sich nicht »festhaken«. Es kommt darauf an, die Aufmerksamkeit sanft auf den Fokus zurückzudirigieren. Entspannung läßt sich nicht erzwingen, sie ist keine »Leistung«, sondern im Gegenteil das Resultat der Passivität und des »leeren« Kopfes.

Der einfachste und unaufwendigste Weg zur Entspannung folgt einem Grundmuster, das Benson mit unterschiedlichsten Versuchsgruppen erprobt hat:

– Die Wahl eines »mentalen Fokus« – ein Wort, ein Begriff, ein Gebet oder einfach die Konzentration auf das Ein- und Ausatmen.

– In einer bequemen und ruhigen Haltung sitzen.

– Die Augen geschlossen halten,

– die Muskeln entspannen,

– langsam und natürlich atmen, dabei das Fokus-Wort bei jedem Ausatmen wiederholen.

– Wandernde Gedanken ignorieren, immer wieder auf den Fokus konzentrieren und passiv bleiben,

– diese Prozedur mindestens zehn bis zwanzig Minuten durchhalten,

– diese Methode möglichst oft, mindestens aber zweimal pro Woche wiederholen.

Diese Entspannungsmethode ist das Destillat aus zahlreichen Formen und Traditionen der Entspannungssuche in sehr unterschiedlichen Kulturen. Das Repetieren eines Fokus-Wortes und die Nichtbeachtung anderer Gedanken erwiesen sich bei einer systematischen Abgleichung von religiösen, spirituellen und therapeutischen Techniken als die zentralen Bestandteile.

Herbert Benson stieß auf die Relaxation Response, als er zunächst in Tierversuchen den Zusammenhang zwischen Gefühlen, Streß und Blutdruck erforschte. Ende der sechziger Jahre trainierte er Affen, die lernen sollten, auf ein Lichtsignal hin ihren Blutdruck zu erhöhen oder zu senken. Schon 1949 hatte der Medizin-Nobelpreisträger Walter Hess in der Schweiz mit Katzen experimentiert und herausgefunden, daß er durch elektrische Stimulation einer bestimmten Hirnregion eine sogenannte trophotropische Reaktion hervorrufen konnte – verminderten Blutdruck, verminderte Herzaktivität, verminderten Sauerstoffverbrauch, völlige muskuläre Entspannung. Dieser Zustand ist dem »Flucht-oder-Kampf«-Programm genau entgegengesetzt, und der physiologische Nachweis für eine körpereigene Entspannungsreaktion war damit geführt.

Ob sich diese trophotropische Reaktion und der damit verbundene Entspannungszustand beim Menschen auslösen läßt, wollte der Arzt Johannes H. Schultz herausfinden, der zunächst eine Methode der »konzentrativen Selbstentspannung« entwickelte und dann später das Autogene Training erfand. Unabhängig davon hat der amerikanische Therapeut Edmund Jacobson die Methode der progressiven muskulären Entspannung begründet.

Die systematische Erforschung und Anwendung der Entspannungsreaktion bei streßbedingten Krankheiten blieb jedoch einer Forschungsgruppe um Herbert Benson vorbehalten. Zunächst erhielt das Team um Benson 1968 ein ungewöhnliches Angebot: Anhänger der damals in Mode gekommenen Transzendentalen Meditation behaupteten, genau die körperlichen Veränderungen zu erreichen, die Benson mühsam im Tierversuch erforschte. Vor allem seien sie in der Lage, ihren Blutdruck sehr deutlich zu vermindern und darüber hinaus eine Reihe weiterer Körperfunktionen zu beeinflussen. Nach anfänglichem Zögern machte Benson von diesem Angebot Gebrauch und stellte tatsächlich deutliche physiologische Veränderungen während der Meditation fest: eine Verlangsamung der Gehirnwellen, geringerer Sauerstoffverbrauch, Verminderung des Blutdrucks und des Herzschlages, insgesamt ein Zustand tiefer Entspannung, der einherging mit positiven Gefühlen von Gelassenheit und innerem Frieden.

Diese Versuche brachten den ersten Hinweis auf die zentrale Bedeutung von meditativen und konzentrativen Elementen für die Entspannung. Darüber hinaus zeigten sie, daß Passivität und Geschehenlassen essentielle Vorbedingungen dieser Körperreaktion sind. Während jedoch in den spirituellen und religiösen Formen der Entspannungsmeditation – wie sie etwa in den frühchristlichen, buddhistischen, jüdisch-mystischen und islamischen Traditionen anzutreffen sind – der Entspannungsvorgang vor allem eine Vorstufe für transzendentale Erfahrungen ist, geht es bei ihrem »säkularen« Einsatz vor allem um die streßausgleichende Wirkung auf Körper und Psyche. Im spirituellen Kontext ist Entspannung noch kein Ziel an sich, sondern die Vorbereitung für eine Kommunikation mit dem Heiligen.

In unserem Alltag wird Entspannung – wenn sie denn erreicht werden kann – als angenehmer Zustand geschätzt, in ihrer gesundheitsfördernden und streßausgleichenden Wirkung jedoch **unter**schätzt. Je höher der Streßanteil bei bestimmten Krankheitsursachen ist, desto hilfreicher wirkt Entspannung. Als besonders wirksam hat sich die Relaxation Response in der Schmerztherapie erwiesen, denn sie durchbricht die Schmerzspirale: Schmerz wird oft zum »Selbstläufer«, weil er die Aufmerksamkeit und die Besorgnis des Betroffenen ganz auf sich zieht; er erzeugt Aufregung, diese wiederum verursacht neuen Streß, begleitet von der Ausschüttung von Streßhormonen wie Adrenalin und Noradrenalin. Diese Hormone setzen die Schmerzschwelle herab, der Schmerz wird also noch schlimmer.

Bei zahlreichen Störungen und Krankheiten, in denen der Streß die Hauptkomponente bildet, hat sich eine regelmäßige und systematische Entspannung als therapeutisch besonders wirksam erwiesen: bei Spannungskopfschmerzen und Migräne, bei Herzrhythmusstörungen, beim prämenstruellen Syndrom, sogar bei Unfruchtbarkeit. Unfruchtbarkeit, die in den westlichen Industrieländern dramatisch zugenommen hat, ist in der größten Zahl der untersuchten Fälle eine Folge von Streß. Ovulation und Spermaproduktion sind extrem streßanfällig. Regelmäßige Entspannungsübungen können beide Prozesse deutlich verbessern.

Die Streßreaktion beeinträchtigt durch die Ausschüttung von Streßhormonen vor allem auch die Immunkraft des Körpers. Streß macht anfälliger für Viren und Bakterien. In einem großangelegten englischen Forschungsprojekt, der »Common Cold Study« (Untersuchung der »Gemeinen Erkältung«), konnte nachgewiesen werden, daß der Organismus deutlich anfälliger für Schnupfen und Husten ist, wenn er unter Streß steht. Umgekehrt hat das Forscherehepaar Ron Glaser und Janice Kicold-Glaser nachgewiesen, daß die Entspannungsreaktion die Aktivität und Mobilität der sogenannten Killerzellen erhöht, die der Körper zur Zerstörung von körperfremden Krankheitserregern mobilisieren kann.

Die Entspannungsreaktion ist jedoch nicht nur ein Erholungs- und Regenerationsprogramm für den Körper, sie hat auch positive »Nebenwirkungen« auf die Psyche. Wenn während der Entspannung der alltägliche Strom der Gedanken unterbrochen wird, können wir uns auch von den hartnäckigen Sorgen und Denkschleifen abkoppeln, die uns »inneren« Streß verursachen. Dies wird noch bedeutsamer, wenn ein realer Anlaß zur Sorge vorliegt. So ist erwiesen, daß in den frühen Stadien von zwei der gefürchtetsten Krankheiten unserer Zeit – Krebs und AIDS – sehr viel mehr Symptome durch das Wissen, diese Krankheit zu haben, verursacht werden als durch die Krankheit selbst. Dieser Komplex aus Angst, Besorgnis und Depression kann mit Hilfe der Entspannung kleingehalten werden, mit der Folge, daß auch die Symptome vermindert werden. Die psychische Entspannung hat in diesem Falle sogar eine doppelte körperliche Auswirkung: Nicht nur hilft sie dabei, die körperlichen Symptome in Schach zu halten, sie stärkt gleichzeitig die Leistungsfähigkeit des nun extrem geforderten Immunsystems.

Regelmäßige Entspannung verändert langfristig die Biochemie des Körpers. In einem entspannten Körper braucht es zunehmend höhere Mengen des Streßhormons Noradrenalin, damit sich der Blutdruck und die Herzschlagfrequenz erhöhen. Die Entspannung bildet so allmählich eine Art Blockade gegen dieses Hormon und seine potentiell negative Wirkung. Eine Streßbremse wird etabliert, und wir sind durch Streß nicht mehr so leicht aus dem körperlichen Gleichgewicht zu bringen. Dazu tragen aber auch die psychischen Langzeitwirkungen von regelmäßiger Entspannung bei: geringere Angst, Verminderung aggressiver Zustände, Herabsetzung der Anfälligkeit gegenüber Ärger und der Feindseligkeit.

Sehr häufig werden die ersten Streßsignale im Körper deshalb ignoriert, weil wir uns vor allem *mental* auf die Streßsituation konzentrieren, nach Lösungen suchen und nicht selten von Gedanken aller Art »überschwemmt« werden. Diese geistige Absorption in Streßsituationen blockiert die Wahrnehmung der Körpersignale, wie etwa die zunehmende Verkrampfung der Nackenmuskeln, Schwitzen, steigenden Blutdruck und so weiter.

Die Auseinandersetzung mit den Stressoren spielt sich fast ausschließlich im Kopf ab, ohne daß die körperlichen Warnsignale eine Chance hätten, ins Bewußtsein zu dringen; sie werden vielmehr systematisch ausgeblendet. Untersuchungen bei Menschen des »Typ A« haben diesen Mechanismus der Körperverleugnung deutlich demonstriert: Der »Typ A« ist der ehrgeizige, hektische, sich selbst immer wieder unter Leistungsdruck setzende Menschentyp, der so häufig unter »Hochspannung« steht, daß er als der klassische Herzinfarktkandidat gilt. Seine hohe Leistungsmotivation geht einher mit der durchaus nützlichen Fähigkeit, sich besonders gut auf berufliche oder andere Aufgaben konzentrieren zu können. Die Kehrseite dieser geistigen Konzentrationsfähigkeit ist die Nichtwahrnehmung der körperlichen Anzeichen von Ermüdung und Streß.

Selbst wenn eine Aufgabe »nur« körperlich ist, der Körper also das Haupt-»Instrument« einer Leistung wird, bleiben seine Signale unbeachtet: In einem Experiment an der Universität von Texas ließen die Forscher eine Gruppe von Typ-A-Versuchspersonen auf einem Laufband so lange laufen, wie sie konnten. Eine Vergleichsgruppe von Nicht-Typ-A-Personen bekam dieselbe Vorgabe: Laufen, bis es nicht mehr geht. Nicht nur war die Lauf-leistung der Typ-A-Gruppe insgesamt deutlich höher, jeder ein-zelne aus dieser Gruppe ging buchstäblich bis an die körper-lichen Grenzen und war völlig erschöpft. Überraschenderweise gaben sie jedoch in der anschließenden Befragung an, nicht be-sonders müde zu sein – im Gegensatz zu den Teilnehmern der anderen Gruppe, die weit weniger gelaufen waren, sich aber er-heblich erschöpfter fühlten. Der Typ A ignoriert seine körper-lichen Zustände systematisch, weil sie sein Lebensmotto – Lei-stung – »behindern« könnten.

Aber nicht nur der besondes gefährdete Typ A vergißt seinen Körper, wir alle tendieren dazu, Streßsignale viel zu spät zu er-kennen, und sind dann überrascht, wenn wir Spannungskopf-schmerzen haben, wenn Schultern und Nacken schmerzen oder wir »unerklärlich« erschöpft sind. Es ist jedoch möglich, das Frühwarnsystem des Körpers wieder beachten zu lernen und die Streßlawine aufzuhalten, bevor sie eine Chance hat, uns zu über-rollen.

Wie wir unser Äußeres im Spiegel kritisch überprüfen, so kön-nen wir auch eine nach innen orientierte Überprüfung unseres körperlichen Befindens vornehmen. Unter dem Namen *body scan* (»Körper-Durchsicht«) wurde von Psychologen und Kör-pertherapeuten eine sehr einfache Methode entwickelt, die es erlaubt, die Botschaften des Körpers systematisch »abzufra-gen«. Dieses kinästhetische Äquivalent zum Blick in den Spiegel erfordert etwas Zeit und Ruhe. Hier eine kurze Anleitung zum *body scan*:

Ziehen Sie sich in ein ruhiges Zimmer, in eine ruhige Ecke zurück und schließen Sie Ablenkungen und Störungen aus. Zu Beginn sollten Sie eine liegende Position einnehmen, wobei Sie die Beine leicht spreizen und die Arme entspannt neben den Körper legen. Schließen Sie die Augen und konzentrieren Sie sich jetzt auf Ihren Atem. Versuchen Sie nicht, ihn zu kontrollie-ren, beobachten Sie lediglich, wie sich Brust und Bauch heben und senken und der Luftstrom durch Ihre Nase herein und herausfließt. Nach einer Weile beginnen Sie, sich bei jedem Einatmen auf eine bestimmte Muskelpartie Ihres Körpers zu konzentrieren. Beim Ausatmen versuchen Sie, diese Muskelpartie zu entspannen, indem Sie sich dabei vorstellen, daß der herausströmende Atem die Spannung mitnimmt. Bleiben Sie so lange in dieser Körperregion, bis Sie diese Entspannung fühlen. Lassen Sie sich Zeit dabei. Wenn die Gedanken abschweifen, konzentrieren Sie sich nach einer Weile wieder auf den Rhythmus des Ein- und Ausatmens und machen da weiter, wo Sie aufgehört haben.

Beginnen Sie den *body scan* in Gesicht und Kopf. Tasten Sie mit Ihrem geistigen Auge den ganzen Kopf ab, die Schläfen, die Stirn, Augen und Nase, Backen und Mundpartie, Kinn und Nacken. Versuchen Sie immer wieder, beim Einatmen den Zustand der beobachteten Muskelpartie zu erfassen, und stellen Sie sich beim Ausatmen vor, daß Verkrampfungen und Spannungen weggeschmolzen werden. Von Kopf und Gesicht dirigieren Sie Ihre Aufmerksamkeit nach unten, auf Nacken, Schultern und Arme, dann folgen Brust und Bauch, der Rücken und schließlich die Beine und die Füße. Behalten Sie den Rhythmus des Ein- und Ausatmens bei und lassen Sie sich bei jeder Körperregion so lange Zeit, bis Sie fühlen, wie die Spannung weicht. Wenn Sie alle Körperpartien auf diese Weise beobachtet und entspannt haben, bleiben Sie noch eine Weile in völliger Entspannung liegen. Fühlen Sie, wie es ist, von oben bis unten entspannt und doch wach und bewußt zu sein. Atmen Sie noch ein paarmal tief aus und ein und stehen Sie dann langsam auf. Versuchen Sie, diesen Zustand der Entspannung in der nächsten Zeit möglichst lange beizubehalten.

Atmen: Die Brücke zwischen Körper und Psyche

Streßbedingte Krankheiten entstehen, weil sich der Körper mit seinen angeborenen Mechanismen auf kritische oder anhaltend belastende Situationen so einstellt, daß wir der Herausforderung »gewachsen« sind. Streßreaktionen sind im Grunde nichts anderes als ursprünglich überlebenswichtige Anpassungsleistungen an die Umwelt, Versuche des Nervensystems und des hormonellen Systems, uns fit zu machen für die Bewältigung von Gefahren und Krisen. Aber das chronische Ungleichgewicht, in das die ständig geforderten Überlebensmechanismen den Körper bringen, macht ihn krank. Die vielen uns bewußten und die unbewußten Streßquellen in unserem Leben erzwingen eine Daueranpassung, in der wir dem »inneren Milieu« oder der Homöostase keine Chance mehr lassen, sich wieder auf Normalzustände einzupendeln. Das betrifft vor allem eine Körperfunktion, die häufig mit dem Leben und der Lebenskraft schlechthin gleichgesetzt wird: das Atmen.

In nahezu allen religiösen Traditionen, in den Mythen aller Völker ist der Atem gleichbedeutend mit dem Leben selbst und dessen Aufrechterhaltung. Der Atem ist die Brücke zwischen Leib und Seele, und weniger lyrisch betrachtet ist er die einzige autonome Körperfunktion, die wir jederzeit problemlos und willentlich beeinflussen können. Aber von dieser »Brücke« machen wir viel zu selten Gebrauch.

Die Atmung ist Teil des großen körperlichen Stoffwechselsystems, und sie funktioniert im Regelfall automatisch. Sensoren im Körper informieren das autonome Nervensystem, das mit Hilfe seines sympathischen Teils auch die Atmung steuert, über die Konzentration von Sauerstoff und Kohlendioxyd im Blut, über Lungenreflexe und Gehirnaktivitäten. Nur durch bewußtes Atmen können wir an diesem System vorbei den Stoffwechsel und viele andere Körperfunktionen direkt beeinflussen.

Weil im Grunde alle wichtigen körperlichen Funktionen direkt oder indirekt mit der Atmung zusammenhängen, haben Störungen und Abweichungen in diesem System Rückwirkungen auf den ganzen Körper. Das Atmungssystem umfaßt Mund und Nase, die Muskeln der Brust und des Bauches, das Zwerchfell und die Lungen. Zusammen mit dem Blutkreislauf, dem Herzen und den Blutgefäßen versorgt die Atmung den Körper mit Sauerstoff und entfernt das bei der Verbrennung entstandene Kohlendioxyd.

Im Ruhezustand atmen wir etwa 13–15mal pro Minute. Mit

jedem Atemzug nehmen wir etwa 500 ml Luft auf und geben sie beim Ausatmen wieder ab. Pro Minute entspricht das rund 6500 ml Atmungsvolumen. Normales, ruhiges Atmen bedeutet, daß wir den Sauerstoff durch die Nase aufnehmen und tief einatmen – das entspannte Zwerchfell (das die Lungen von den übrigen Eingeweiden trennt) hilft dabei, indem es sich rhythmisch und im Wechselspiel mit den Bauchmuskeln zusammenzieht und so ein Vakuum erzeugt, in das die Lungen sich ausdehnen können. Diese Zwerchfell- oder Bauchatmung, bei der sich Brustkorb und Bauch sichtbar heben und senken, ist die optimale Form der Sauerstoffversorgung. Unter Streß jedoch verkrampfen sich Zwerchfell und Bauchmuskulatur, die Lungen haben folglich nicht mehr denselben Raum zur Ausdehnung. Wir versuchen, dieses Raumdefizit durch Anstrengung der Brustmuskulatur zu kompensieren – eine deutliche Aufblähung des Brustkastens, oft auch als »Aufpumpen« bezeichnet, ist die typische Reaktion. Diese Form der Atmung ist jedoch weit ineffizienter, da weniger Sauerstoff aufgenommen und weniger Kohlendioxyd wieder abgegeben werden kann.

Um das Gesamtvolumen der Atmung dennoch aufrechtzuerhalten, muß deshalb unter Streß schneller geatmet werden. Wenn diese »flachere« schnelle Atmung chronisch wird und wir sie der autonomen Steuerung des sympathischen Nervensystems überlassen, entsteht allmählich das Syndrom der Hyperventilation. Diese Störung ist letztlich das Ergebnis einer chronischen Muskelanspannung im Bauchbereich, die verhindert, daß das Zwerchfell sich lockern kann. Es bleibt chronisch verkrampft.

Hyperventilation ist zunächst nur der Versuch, auch in angespanntem Zustand genügend Sauerstoff aufzunehmen. Wenn jedoch anhaltend flach und schnell geatmet wird, gibt der Körper aufgrund komplizierter chemischer Mechanismen im Blutkreislauf zu viel Kohlendioxyd ab, was wiederum zur Folge hat, daß die Hämoglobin-Moleküle im Blut weniger Sauerstoff an das Körpergewebe liefern können. Trotz der vermehrten Anstrengung beim Atmen und trotz der Aufrechterhaltung des Volumens wird also langfristig das Gleichgewicht des Stoffwechsels gestört.

Hyperventilation ist eine der häufigsten Streßreaktionen und Begleiterscheinung vieler psychosomatischer Erkrankungen. Der Psychiater H. E. Walker schreibt darüber: »Hyperventilation ist eine der am wenigsten verstandenen und am meisten übersehenen Krankheiten in Medizin und Psychiatrie. Sehr oft werden Patienten mit großem Aufwand auf kardiologische oder neurologische Probleme untersucht, obwohl sie ganz deutlich alle Anzeichen der Hyperventilation zeigen. Diese selbst jedoch wird von den Ärzten nicht ernstgenommen.«

Eine ganze Reihe von Anzeichen weist auf die Hyperventilation hin: flache schnelle Brustatmung, häufiges Seufzen und Stöhnen, ungleichmäßiges Aus- und Einatmen, Krämpfe in Brust und Bauch, Kurzatmigkeit, gelegentliche Schwindelanfälle und schließlich die gefürchtete Apnoe – Atemstillstand während des Schlafes.

In Streßsituationen wird uns manchmal die Hyperventilation bewußt, wir erkennen, daß wir nicht mehr tief durchatmen, und erinnern uns an alte Regeln wie etwa »erst mal tief Luft holen«. Aber der schleichende Prozeß zur chronischen Hyperventilation ist oft weniger leicht zu erkennen. Eine ganze Reihe von Symptomen könnte Anlaß sein, das eigene Atmungsmuster zu überprüfen und festzustellen, ob möglicherweise hyperventiliert wird: häufige Kopfschmerzen und Schwindelgefühle, Kribbeln in Händen und Füßen, Reizbarkeit, Kurzatmigkeit, Migräne, Lichtempfindlichkeit, Brustschmerzen, Bluthochdruck, plötzliche Beschleunigungen des Pulses (Tachykardie), allergische Hautreaktionen, Gefühllosigkeit, Steifheit oder Krämpfe in Händen und Füßen, schnelles Ermüden.

Wie bei kaum einer anderen Körperfunktion läßt sich am Atem veranschaulichen, wie sehr Leib und Seele, Psyche und Körper eine Einheit sind. Der Streß »im Kopf« schnürt uns buchstäblich die Luft ab, läßt das Zwerchfell verkrampfen und führt zu flachem, schnellem und unregelmäßigem Atmen. Aggressive oder defensive Reaktionen auf Streß führen ebenso zu Anspannungen und unnatürlichen Körperhaltungen: Brust aufgepumpt, Bauch eingezogen – die Macho-Pose –, oder umgekehrt, eingesunkener Brustkorb, schlaffer Bauch – die Angst- und

Depressionshaltung –, mit denselben negativen Auswirkungen auf das Atmen.

Bewußtes tiefes Atmen ist die erste und beste Möglichkeit, dem Streß zu begegnen. Tiefes und gleichmäßiges Bauchatmen unterbricht die körperlichen Streßreaktionen sofort und gibt damit der Psyche Gelegenheit, sich zu »sammeln«. Bewußtes Atmen ist die erste und zentrale Übung in den »Schulen der Achtsamkeit« und den verschiedenen Meditationstechniken, wie sie in den asiatischen Kulturen weit verbreitet sind und heute immer stärker von westlichen Medizinern und Therapeuten aufgenommen und verbreitet werden. Achtsamkeit ist ein leib-seelisches Konzept, das die volle Konzentration auf unser Leben im Hier und Jetzt bezeichnet.

Achtsamkeit bedeutet, volle Kontrolle über Körper und Gedanken zu gewinnen, das Gewahrwerden des gegenwärtigen Seins, des Augenblicks. Konzentration gegen die Flüchtigkeit und das Chaos der uns oft überwältigenden Gedanken, Meditation als Sammlung der körperlichen und geistigen Kräfte, Wachsamkeit und Aufmerksamkeit als Voraussetzung für entspannte Selbsterkenntnis – der Weg zu diesen Tugenden führt über Atmen. Der vietnamesische Mönch und Zenmeister Tich Nhat Hanh schreibt: »Der Atem ist die Brücke zwischen Leben und Bewußtsein, und er vereinigt Körper und Gedanken. Er ist ein natürliches und äußerst wirksames Werkzeug. Unseren Atem unter Kontrolle zu halten heißt Körper und Geist beherrschen.« Und in der buddhistischen Lehre des Sutra wird die »Verankerung im eigenen Körper« als das erste Grundprinzip der Achtsamkeit so eingeleitet: »Einatmend bin ich mir meines ganzen Körpers bewußt. Ausatmend bin ich mir meines ganzen Körpers bewußt. Einatmend lasse ich die Aktivitäten meines Körpers zur Ruhe kommen. Ausatmend lasse ich die Aktivitäten meines Körpers zur Ruhe kommen. So betrachtet der Übende den Körper im Körper. Er betrachtet seinen Körper innerhalb und außerhalb des Körpers oder innerhalb und außerhalb gleichzeitig.«

Rhythmen und Zyklen:
Der Körper nimmt sich Zeit

Die Harmonie des Lebendigen

Der menschliche Organismus ist ein kompliziertes System von Genen, Zellen und Organen, umschlossen und abgegrenzt von seiner Umwelt durch zwei Quadratmeter Haut. Seit Konrad Köntgen als erster Mensch durch diese Hülle in einen lebendigen Körper hineinsah, hat die Wissenschaft immer tiefere und genauere Einblicke gewonnen, bis der Körper durch und durch transparent geworden ist. In den letzten Jahrzehnten haben wir durch eine wahre Wissensexplosion immer genauer erfahren, wie dieser Organismus aufgebaut ist und wie komplex seine Strukturen sind. Mit Hilfe modernster Technik – etwa Elektronenmikroskopen – gelang es der Biomedizin, bis in die winzigsten Zellstrukturen vorzudringen und selbst die Baupläne des Lebens zu entschlüsseln. Es ist heute sogar möglich, dem Gehirn »bei der Arbeit« zuzusehen oder den sich entwickelnden Fötus per Ultraschallgerät zu beobachten.

Das neue, immense Wissen über die Struktur des menschlichen Körpers stellt jedoch nur eine Fülle von Teilwahrheiten dar, von »Momentaufnahmen«, die für sich genommen noch kein wirkliches Verständnis ermöglichen – wenn nicht die *Funktion* dieser anatomischen Details und ihr Zusammenspiel im Ganzen begriffen werden: Wie wirken die kleinen und kleinsten Subsysteme des menschlichen Organismus zusammen? Und vor allem: Wie verhalten sich Gene, Zellen und Organe *in der Zeit?*

Als gemeinsame Basis für die hochspezialisierte Biomedizin und Anatomie einerseits und ganzheitliche, psychosomatische Ansätze andererseits hat sich neuerdings diese Formel herausgeschält: Der menschliche Organismus besteht aus zahlreichen Subsystemen, die ständig miteinander *kommunizieren.* Zellen kommunizieren mit anderen Zellen durch kodierte Signale: elektrische Impulse, Ionen, Säuren, Peptide, Proteine und so weiter. Der Körper ist durchzogen von Nachrichtensystemen, die sowohl lokal als auch über große Distanzen hinweg arbeiten. Aber er besitzt nicht nur ein inneres Kommunikationssystem, er ist auch Empfänger äußerer Informationen. Er tauscht mit seiner Umwelt Signale aus, transformiert vor allem die Sinneseindrücke – Klänge, Gerüche, Temperaturempfindungen und so weiter – in digitale Informationen und verarbeitet sie. Alle diese Kommunikationssysteme dienen dem Zweck, die physiologischen Funktionen und das Verhalten zu koordinieren und den Organismus nicht nur am Leben zu erhalten, sondern optimal an seine innere und äußere Umwelt anzupassen.

Dieses dynamische Leib-Seele-Umwelt-System verfügt über zahllose parallel und komplementär arbeitende Produktions- und Transportabläufe: Hunderte von Hormonen und anderen Substanzen müssen in der richtigen Menge zur richtigen Zeit am richtigen Ort eintreffen. Zellen müssen sich teilen, Enzyme und Hormone müssen für die Verdauung produziert, der Herzschlag muß reguliert und angepaßt werden und vieles mehr. Dieses immense Informationsverarbeitungssystem hat ein universelles Merkmal: Alle Vorgänge, alle Abläufe und Funktionen geschehen *rhythmisch* und *zyklisch*. Die Funktionstüchtigkeit des Körpers und damit unser leibliches und seelisches Wohlbefinden ist eingebettet in eine Vielzahl von Oszillationen und Rhythmen, die sich im Idealfall miteinander in Harmonie befinden. Krankheit kann geradezu definiert werden als A-rhythmie, als eine Störung von Körperrhythmen. Sie ist eine Unterbrechung von Signalen und Informationen zwischen den Subsystemen des Körpers: Etwas geschieht zu schnell, zu langsam, im falschen Rhythmus – jede Störung hat Rückwirkungen auf das gesamte System. Der Blutdruck beispielsweise oszilliert zwischen dem systolischen und dem diastolischen Arbeitstakt etwa siebzig mal pro Minute, ist aber gleichzeitig rhythmischen Schwankungen im Laufe eines Tages unterworfen. Außerdem sind diese Rhythmen flexibel und beeinflußbar – der Blutdruck kann beispielsweise durch bewußte oder unbewußte Atmung beeinflußt und an besondere Situationen angepaßt werden, er verändert sich während des Schlafes, bei körperlicher Belastung oder während der Nahrungsaufnahme.

Die Erkenntnis, daß das Leben nicht in einem statischen Gleichgewicht, sondern in einem sich ständig erneuernden selbstorganisierenden Prozeß abläuft, geht unter anderem auf das Denken des Chemie-Nobelpreisträgers Ilya Prigogine zurück, der für seine Beschreibung der »dissipativen Strukturen« geehrt wurde: Chemische Prozesse, also auch die millionenfachen Prozesse im menschlichen Körper, entwickeln sich durch starke rhythmische, wellenförmige Eigenschwingungen der Moleküle. Diese Moleküle, die im Körper vor allem Kommunikations- und Informationsaufgaben vielfältigster Art erledigen, kommunizieren dann am besten, wenn sie die größten Schwingungen haben, wenn sie sich also äußerst »lebendig« verhalten und buchstäblich die größten »Wellen schlagen«.

Das biochemische und physiologische Geschehen in einem gesunden Körper stellt sich also in einem ständigen Oszillieren und Schwingen auf der Ebene der Zellen, Moleküle und Gene dar. Sie sind dann am »gesündesten«, wenn sie maximal schwingen. Diese Betrachtungsweise läßt sich auch auf die größeren Funktionseinheiten des Körpers übertragen – je rhythmischer und pulsierender sie arbeiten, desto besser sind der Energieverbrauch und die erneute Energiegewinnung im Körper. Umgekehrt gilt: Je »müder«, unflexibler und schwingungsärmer das energetische Pulsieren ist, desto mehr geraten die Zellen und Organe in ein Ungleichgewicht: entweder wird zuviel Energie verbraucht (bei zuwenig Energiegewinnung), oder zuviel Energie wird nicht »abgebaut«. Beides kann der Beginn einer Störung und schließlich einer Krankheit werden.

»Schrittmacher« im Körper

Nahezu alles in der Natur verläuft periodisch, und der menschliche Körper verdeutlicht das auf besonders eindrucksvolle Weise – Schlafen und Wachen, Körpertemperatur, Herzschlag, Atmung, die Aktivität des Magens und des Darmes, Stoffwechsel, Ausscheidungen und selbst die Zellteilung verlaufen nach periodischen Schemata, im Normalfall also regelmäßig. Unregelmäßigkeiten und Störungen können von diesem komplexen System aufgefangen und ausgeglichen werden, sofern sie nicht zu gravierend sind oder zu lange andauern. Die Mehrzahl der körpereigenen Rhythmen und Zyklen liegt unterhalb unserer bewußten Wahrnehmung. Einige wenige beschäftigen uns gelegentlich und bleiben für uns erkennbar, wenn wir uns darum bemühen: Wach- und Schlafrhythmus, Verdauung, jahreszeitliche Schwankungen in Aktivitäten und Wohlbefinden, Blutdruck und Herzschlagfrequenz. Mit einem Minimum an Aufmerksamkeit können wir diese Rhythmen und Zyklen beobachten, ihre »Aussagen« verstehen und zum Teil auch willentlich beeinflussen.

Normalerweise erzeugt der menschliche Organismus ganz autonom eine Art »Phasen-Kohärenz« zwischen seinen periodischen Abläufen – er synchronisiert einzelne Prozesse, stimmt andere aufeinander ab und gibt den Takt des großen Ganzen durch bestimmte »Schrittmacher« vor. Die zwei bekanntesten Schrittmacher sind das Herz und der Magen, deren Rhythmen den Ablauf vieler anderer Prozesse bestimmen. Mindestens drei Schrittmacher sind bisher auch im menschlichen Gehirn identifiziert worden. Schlaf, Hormonausschüttung und Temperaturveränderungen laufen täglich nach dem gleichen Zeitschema ab, wobei die Schrittmacher erhebliche Spielräume und Freiheitsgrade haben und vorübergehend erheblich von ihrem Normalzyklus abweichen können.

Lange Zeit war die medizinische Forschung auf Homöostase, das heißt auf stabile Zustände im Körpermilieu, konzentriert und interessierte sich mehr für Strukturen als für Funktionen. Die vielen Rhythmen und Zyklen wurden eher als lästige Schwankungen – als »Störgeräusche« – betrachtet, eine Auffassung, von der die Physiologen allerdings immer weiter abrückten, je deutlicher die Wichtigkeit von Oszillationen und Kommunikationen zwischen einzelnen Körpersystemen wurde. Inzwischen hat sich die Betrachtungsweise geradezu umgekehrt – Unregelmäßigkeiten und Störungen bei einzelnen Körperrhythmen verändern das Gesamtsystem und können es im Extremfall in ein Chaos stürzen und zum Kollaps führen. Zum Beispiel wird das ryhthmische Arbeiten des Magens durch ein körpereigenes Kontrollsystem gesteuert, das aber beeinflußt (und gestört) werden kann durch eine Vielzahl von äußeren und inneren Signalen: Visuellen, akustischen, thermischen und anderen, die in der Umwelt des Organismus entstehen und durch das Gehirn verarbeitet und weitergeleitet werden. In dieser Informationskette wird das Endsignal an den Magen durch den Vagus-Nerv übermittelt und besteht in einer Vielzahl von aktivierenden und hemmenden Peptiden, welche die Magentätigkeit verändern.

Das »Zentralorgan« für die Integration aller Rhythmen und Zyklen des Körpers ist das Gehirn. Es erzeugt nicht nur eine ganze Fülle von rhythmischen Mustern in der Motorik, Hormonausschüttung und der Atmung, sondern steuert auch die sogenannten Tagesrhythmen wie Schlaf, Stimmung, Nahrungsaufnahme, Körpertemperatur und so weiter.

All dies bedeutet, daß unsere körperliche Existenz nicht nur durch Stimmungen, Gedanken und Gefühle einerseits und Gene, Zellen und Organe andererseits bestimmt wird, sondern vor allem auch durch eine Zeitstruktur.

Die Chronobiologin G. G. Luce meint: »Nicht zu wissen, daß man eine innere Zeitstruktur hat, ist genauso, als ob man nicht wissen würde, daß man ein Herz oder Lungen hat. In jedem Aspekt unseres Lebens und unserer Physiologie wird immer deutlicher, daß wir nach einem Ordnungsschema gebaut sind, das wir Zeit nennen.«

Wir müssen akzeptieren, daß unser Körper hochkomplizierten und vielfältigen Zeitmustern unterworfen ist, deren reguläre und ungestörte Abläufe unsere Gesundheit und unser Wohlbefinden garantieren. Das vielleicht banalste Beispiel für eine Störung dieser Körperrhythmen ist der Schlafmangel: Die Leistungsfähigkeit von Körper und Psyche wird gemindert, das subjektive Wohlbefinden sinkt, die langfristigen Auswirkungen bei chronischem Schlafmangel sind verheerend.

Der Schlaf-Wach-Zyklus des Körpers ist ein biologisches Programm, gegen das wir als Wesen, die sich von natürlichen Gegebenheiten und Zwängen emanzipiert haben, heute besonders häufig verstoßen. Im Gegensatz zu Pflanzen und Tieren können

71

wir viele körpereigene Rhythmen weitgehend ignorieren und die zyklischen Schwankungen unserer Körperfunktionen überspielen. Die relativ junge Wissenschaft Chronobiologie versucht herauszufidenn, bis zu welchen Grenzen wir diese immer größer gewordenen »Freiheiten« treiben können und welchen Preis wir für häufige Nichtbeachtung von Rhythmen und Zyklen zu entrichten haben.

Die Chronobiologie erforscht jedoch nicht nur den Zusammenhang von Körperrhythmen und -zyklen mit Gesundheit oder Krankheit, sondern sucht und entwirft Lebensweisen, die in optimalem Übereinklang mit den körperlichen »Gezeiten« stehen. Sie fragt danach, wann wir was am besten tun oder lassen sollten, wann im Laufe eines Tages, eines Monats oder eines Jahres wir besonders leistungsfähig, kreativ und aktiv sind und wann wir eher Ruhe brauchen oder anfällig für Störungen und Krankheiten werden. Für verschiedene psychische und körperliche Aktivitäten gibt es ideale und weniger ideale Zeitpunkte, die wir nicht immer erkennen und ausnützen können, weil wir unser Leben einer Vielzahl von »externen« Zeitgebern und Zeitmustern unterworfen haben, die meist ohne Rücksicht auf chronobiologische Tatsachen entstanden sind. Allein die Erfindung der Glühbirne, mit der wir die Nacht zum Tage machen können, stellt einen ungeheuren Eingriff in die Körperrhythmen dar, weil sie unseren zivilisatorischen Spielraum auf Kosten der natürlichen Bedürfnisse erweitert hat. Nachweislich sind die durchschnittlichen Schlafzeiten von Erwachsenen in den Industrieländern seit Beginn dieses Jahrhunderts um etwa zwei Stunden gesunken. Statt acht bis neun Stunden schlafen die meisten Erwachsenen heute nur noch sechs bis sieben Stunden.

Aber auch andere Körperrhythmen werden von externen Zeitgebern überlagert – Schichtarbeit, Fernreisen, unregelmäßige Eßgewohnheiten und viele andere unterdrücken und stören die natürlichen Zeitprogramme unseres Organismus. Wir leben längst nicht mehr synchron mit unseren Körperrhythmen, sondern nutzen die Plastizität dieser Systeme oft genug bis über die Grenzen aus – mit gravierenden Folgen für das Gesamtsystem. Zunehmende Arhythmien und chaotische Abläufe führen langfristig zu psychischen und/oder körperlichen Krankheiten.

G. G. Luce charakterisiert die unendlich komplizierte und doch so robust funktionierende Periodizität unseres Daseins so: »Diese feine Balance verschiedener Rhythmen ist der Angelpunkt unseres Seins, psychologisch und physiologisch. Die Harmonie wird von der Natur selbst aufrechterhalten, denn der menschliche Körper stellt kein in sich abgeschlossenes System dar. Er ist vielmehr Teil der sich drehenden Erde, ja des ganzen Kosmos. Die städtische Zivilisation, in der wir leben, zwingt uns, gegen unsere inneren Uhren anzugehen, das zu verleugnen, was Glück und Harmonie bringt, und uns nach künstlichen Zeitmessungen zu richten.«

Der Körper muß sich Zeit nehmen können, um seine Reservoire und Potentiale aufzufüllen und seine Subsysteme optimal zu synchronisieren. Wer ihn bedingungslos äußeren Zwängen und Zeitgebern unterwirft und seine Eigenheit ignoriert, riskiert den partiellen oder völligen Zusammenbruch dieses »gutmütigen«, fehlertoleranten, aber nicht unendlich belastbaren Wunderwerks. Uhren und Kalender, Zeitpläne und Termine sind nicht die Sache des Körpers, er kann sie langfristig nur akzeptieren, wenn sie auf ihn und seine Bedürfnisse abgestimmt werden können oder ihm zumindest genügend Zeiträume gewähren, in denen er die vielfältigen Informations-, Regenerations- und Aktivierungsaufgaben erfüllen kann.

Die Gezeiten des Körpers

In der Medizin wurde traditionell unterschieden zwischen »funktionalen« und »organischen« Krankheiten. Die funktionalen umfaßten Störungen von Teilsystemen des Körpers, etwa Herzrhythmusstörungen oder Magen-Darm-Störungen ohne organischen Befund. Bei den organischen Krankheiten dagegen liegt eine Beschädigung oder Zerstörung von Zellen, Gewebe oder Organen vor. Im Lichte der neuen chronobiologischen Erkenntnisse könnte diese klassische Unterscheidung entfallen, schlägt der Medizintheoretiker Herbert Weiner vor: *Alle* Krankheiten sind »dynamisch« entstanden, das heißt durch die Veränderung und Störung der Körperrhythmen. Und weil diese Beeinträchtigung der natürlichen Abläufe im Körper sowohl durch physische als auch durch psychische Einflüsse bewirkt werden kann, erübrigt sich auch die Trennung in somatische und psychisch bedingte Krankheiten.

Alle Krankheiten sind biopsychosozial, das heißt, die Funktionen des Körpers können durch soziale, psychische und mentale, aber auch durch körperliche Faktoren verursacht werden. Das gemeinsame Konzept heißt »Funktion« – das Zusammenwirken einer Vielzahl von Rhythmen und Zyklen im Gesamtorganismus. Alle Körperfunktionen und Verhaltensweisen lassen sich unter dem Aspekt des Rhythmischen und Zyklischen beschreiben und unterscheiden, alle Krankheiten lassen sich ebenso als Beeinträchtigung oder Unterbrechung solcher körpereigenen Abläufe erklären. Krankheiten sind Störungen der Selbstregulation und Selbstorganisation des Körpers und der Psyche, sind Nichtrespektierung der periodischen Abläufe und Funktionen auf allen Ebenen unserer Existenz.

Millisekunden, Sekunden, Minuten, Stunden, Tage, Monate, Jahre: Das alles sind nicht nur die mechanisch erzeugbaren Zeiteinheiten von Uhren und Kalendern, sie sind vor allem auch die Muster der Natur und damit auch des Körpers. Unsere »inneren Uhren« sind zum größten Teil genetisch programmiert – die Zeiteinheiten für bestimmte periodische Aktivierungs- und Ruhephasen im menschlichen Organismus, von den kleinsten pulsierenden und oszillierenden Vorgängen auf Zellebene bis hin zu den jahreszeitlichen Schwankungen von Stimmung und Aktivität, wurden im Laufe der menschlichen Entwicklungsgeschichte über riesige Zeiträume hinweg festgelegt.

Diese Rhythmen und Zyklen sind so stabil in den körperlichen Programmen verankert, daß sie auch in hohem Maße unabhängig von äußeren Einflüssen – etwa dem Tageslicht – weiter existieren. Um eine Parallele aus der Pflanzenwelt heranzuziehen: Erst 1985 haben Forscher an der Rockefeller-University erkannt, daß die Pflanzen sich *nicht* nach dem Tag-Nacht-Wechsel richten und ihre Blüten und Blätter öffnen und aufrichten, weil die Sonne aufgeht. Sie tun dies, weil ihre Rhythmen genetisch festgelegt sind. Auch in dunklen Höhlen »arbeiten« Pflanzen nach demselben genetisch programmierten Rhythmus weiter. Allerdings kann das Sonnenlicht diese Rhythmen etwas beschleunigen oder verlangsamen, damit sich die Pflanzen »draußen« besser an die Jahreszeiten anpassen können. Auch Menschen, denen man unter experimentellen Bedingungen alle äußerlichen »Zeitgeber« entzieht, verändern ihre körpereigenen Rhythmen kaum – nicht nur bleibt ihr Schlaf-Wach-Rhythmus weitgehend konstant, auch die vielen kleineren periodischen Programme im Körper laufen »wie von selbst« weiter.

Wenn wir eine körperfreundliche »Chronohygiene« praktizieren, also in möglichst gutem Einklang mit unseren körpereigenen Rhythmen und in Übereinstimmung mit unserer »inneren Uhr« leben wollen, so haben wir vor allem drei Gruppen von Körperrhythmen zu beachten.

1. Das körperliche und mentale Auf und Ab innerhalb eines Tages, also im Zeitraum von etwa 24 Stunden: die circadianen Rhythmen.
2. Die Körperzyklen, die sich über den Zeitraum eines Tages hinaus erstrecken: die infradianen Rhythmen.
3. Periodische Prozesse, die mehrmals innerhalb eines Tages auftauchen, wie etwa Hunger: die ultradianen Rhythmen.

Der wohl bekannteste infradiane Rhythmus ist der Menstruationszyklus der Frau, dessen Einfluß auf die psychische und physische Verfassung kaum noch unterschätzt wird. Wenn der Östrogenspiegel seinen monatlichen Höhepunkt kurz vor dem Eisprung erreicht, und in den zehn Tagen vor Beginn der Menstruation, sind Frauen beispielsweise besonders geschickt bei verbalen und motorischen Tätigkeiten, aber weniger gut bei Aufgaben, die eine räumliche Orientierung erfordern. Wenn der Östrogenspiegel sinkt, kehrt sich dieses Muster um. Zahlreiche Veröffentlichungen haben in der jüngsten Zeit die emotionalen und die damit verbundenen sozialen Veränderungen beschrieben, die mit dem »prämenstruellen Syndrom« (PMS) einhergehen. Weniger gut dokumentiert ist die Tatsache, daß auch Männer einen Monatszyklus haben, der mit deutlichen hormonellen Veränderungen einhergeht. Diese Veränderungen wirken sich deutlich auf Stimmungen, Gefühle und Aggressivität aus.

Ein weiterer infradianer Zyklus, der erst seit kurzem wissenschaftlich erforscht wird, ist die jahreszeitlich bedingte Stimmungsveränderung (*seasonal affective disorder*, SAD) im Winter. Zwar spielen die Jahresrhythmen des Organismus für die meisten Menschen nur eine geringe, kaum wahrnehmbare Rolle. Aber immerhin 20 Prozent der Bevölkerung in den westlichen Industrieländern leidet im Winter unter depressiven Verstimmungen und deutlichem Leistungsabfall. Diese sogenannte Winderdepression ist offenbar die Folge des verminderten Sonnenlichtes während der Wintermonate, und vermutlich gibt es ein erhöhtes Bedürfnis nach Ruhe und Rückzug in den kalten Monaten – ein rudimentärer Winterschlafreflex aus der Zeit, als sich die Menschen in den kälteren Klimazonen ähnlich wie manche Tiere in Höhlen zurückzogen und die meiste Zeit »energiesparend« verschliefen. Das Auftreten bestimmter Krankheitsbilder scheint ebenfalls an die jahreszeitlichen Rhythmen gebunden zu sein. Geschwüre und Entzündungen häufen sich in der ersten Jahreshälfte, Diabetes tritt vor allem im Winter auf, Arteriosklerose wird überdurchschnittlich häufig im Januar akut, und Selbstmorde werden vor allem im Mai und im September begangen.

Circadiane und ultradiane Rhythmen sind eng miteinander verflochten, wie wir seit den fünfziger Jahren wissen. Bis dahin galt die circadiane Grobeinteilung: Wachen und Schlafen. Als allerdings 1953 Eugene Aserinsky und Samuel Kleitmann die sogenannten *rapid exe movement*-Phasen (REM-Phasen) entdeckten, wurde ein »Wellenmuster« erkennbar: Die Schlafzeit ist in 90- bis 120-Minuten Phasen unterteilt, denen eine 20minütige REM-Phase folgt, während der sich die Augen heftig hin und her bewegen und Gehirn und Körper sich bei äußerlicher Ruhe in höchster Aktivität befinden.

Das träumende Gehirn:
Instandhaltung von Körper und Seele

Jede Nacht, etwa 90 Minuten nach dem Einschlafen, beginnt in unserem Gehirn ein kleines, wildes Feuerwerk von elektrischen Nervenimpulsen. Vom ältesten Teil unseres Gehirnes aus – dem Stammhirn – werden chaotische Signale in andere Gehirnregionen gesendet und chemische Substanzen in großer Menge freigesetzt. Hinter den geschlossenen Lidern jagen die Augen hin und her, die Muskeln des Körpers sind völlig gelähmt, und dann beginnt ein nächtliches Schauspiel im Gehirn, ein Film, aus dessen surrealistischen Bildern wir dann später wie verwirrte Zuschauer in einem experimentellen Theater eine Handlung konstruieren: der Traum.

Vier- bis fünfmal pro Nacht träumen wir, etwa im 90-Minuten-Rhythmus, wobei die Träume gegen Morgen immer länger werden. Während des Traumes ist das Gehirn in höchster Aktivität, der Blutdruck steigt, unser Atem beschleunigt sich, das Herz schlägt schneller. Die immense Bilderflut des Traumes überschwemmt Nacht für Nacht jedes Gehirn, auch wenn sich die meisten Menschen überhaupt nicht oder nur an einen Bruchteil der Träume erinnern können. Sechs Jahre unseres Lebens verbringen wir träumend, zwei Stunden täglich sind wir Zeugen und Akteure einer Handlung, deren Drehbuch uns immer neue Rätsel aufgibt – sofern wir seine Inhalte am nächsten Morgen noch erinnern können.

Ein neugeborenes Baby verbringt fast acht Stunden des Tages in Schlafphasen, die durch schnelle Augenbewegungen gekennzeichnet sind. Im Mutterleib dominiert dieser Schlaf-Bewußtseins-Zustand nahezu die gesamte Zeit.

In den siebziger Jahren haben sich zwei Wissenschaftler endlich daran gemacht, eine umfassende Theorie des Traumes auf der Basis neuer physiologischer Erkenntnisse zu formulieren. Robert McCarley und Alan Hobson haben mit ihrer Traumtheorie das alte Projekt Sigmund Freuds, eine naturwissenschaftlich begründete Psychologie zu entwickeln, entscheidend vorangetrieben. Robert McCarley meint: »An der Nahtstelle zwischen

Psychologie und Biologie hilft uns die Traumforschung, völlig neue Einsichten in das Zusammenspiel von Körper und Bewußtsein zu gewinnen. Erst die großen Fortschritte der Physiologie des Gehirns lassen es sinnvoll erscheinen, Erklärungsmodelle über das physiologische und psychologische Phänomen Traum zu konstruieren. So könnte die Analyse des Traums zum Ausgangspunkt einer Theorie werden, die subjektive Bewußtseinsinhalte und objektive biologische Fakten vereint.« Hier einige der wichtigsten Erkenntnisse über das Traumgeschehen:

- Wir träumen mit der Regelmäßigkeit eines Uhrwerks. Das gesunde Gehirn muß träumen und tut dies etwa zwei Stunden pro Nacht.
- Mit Hilfe des Elektroenzephalogramms (der Gehirnstrommessung) läßt sich feststellen, daß der für das Sehen zuständige Teil der Großhirnrinde während des Traumes fast ebenso aktiv ist wie im Wachzustand.
- Deshalb geschieht das Träumen vor allem visuell, das Gehirn »glaubt«, der Mensch sehe so wie im Wachzustand. Andere Gehirnteile, verantwortlich etwa für Geschmack, Geruch oder Schmerzen, sind während des Traumes weniger stark einbezogen.
- Wir vergessen die meisten Träume, weil die Gehirnsubstanzen, die für die Speicherung von Gedächtnisinhalten zuständig sind, während des Traumes ausgeschaltet werden. Um sich an Träume erinnern zu können, müssen wir kurz nach dem Traum, und sei es nur für Sekunden, aufwachen und die Inhalte »abspeichern«.

Träume sind biologisch funktionale Gehirnvorgänge, die vor allem deshalb so regelmäßig ablaufen, weil sie für unsere geistige Entwicklung und für unser Verhaltensrepertoire unerläßlich sind: Im Traum werden Nervenverbindungen und Verhaltensprogramme aktiviert, um sie »instandzuhalten«. Deshalb träumen Säuglinge so viel – ihr Gehirn entwickelt sich schnell, indem es während des Traums die neuen Sinneseindrücke und die damit verbundenen neuronalen Assoziationen verfestigt und einschleift.

Im Traum erhält der menschliche Geist die Möglichkeit, ungestört von äußeren Einflüssen die Probleme des Tages zu sortieren und zu entwirren. Im Traum regeneriert sich das menschliche Gehirn und versucht, sich auf die Erfordernisse des nächsten Tages einzustellen. Die Nervenzellen, die für Lernen und Gedächtnis verantwortlich sind, werden während des REM-Schlafes buchstäblich aufgetankt, der Metabolismus (Stoffwechsel) des Körpers präpariert uns für die kommende Wachphase.

Träume, diese etwa 20minütigen Phasen intensiver Gehirntätigkeit während des Schlafes, sind überlebenswichtig. Der Körper drängt so stark in diese Schlafphasen, daß sie kaum zu verhindern oder zu unterbinden sind. Bei Tierversuchen zeigte sich, daß die Unterbrechung und Störung dieser Traumphasen verheerende körperliche Auswirkungen hatte. Die Tiere wurden krank und starben schließlich.

Warum träumen wir überhaupt? Welche Bedeutung haben diese mit der Präzision eines Uhrwerks auftretenden Schlafphasen? Der Traumforscher Alan Hobson beantwortet diese Frage so: »Träume haben eine integrative Funktion. Der erste große Zweck des Schlafes ist die Energiekonservierung. Der REM-Schlaf und das Träumen dienen dem Energiehaushalt des Körpers, aber ebenso auch der Informationskonservierung. Der Traum erfüllt vor allem die Funktion, wichtige Verhaltensweisen und Verhaltenskomponenten zu aktivieren, vor allem das Instinktverhalten. Träume sind synthetische, integrierte Geist-Gehirn-Prozesse. Das Defizit der Freudschen Traumtheorie ist, daß er das Gehirn nur als ein reaktives Organ begriffen hat, das auf ›Tagesreste‹ und anderes Material reagiert. Wir sehen das Gehirn heute vor allem als ein sich selbst aktivierendes Organ, das beim Träumen eine wichtige ›Instandhaltungsfunktion‹ übernimmt. Die Träume halten uns fit für alle Verhaltenseventualitäten, also für Fähigkeiten und Verhaltensprogramme, die wir nicht täglich bringen müssen, die eines Tages jedoch überlebenswichtig sein könnten.«

Das zeitliche Grundmuster des Lebens

Aber nicht nur unser Schlaf während der Nacht ist in mehrere Zyklen und Phasen unterteilt, auch unsere Wachzeit ist kein einheitlich strukturierter Zeitblock, in dem wir eben wach und aktiv sind und vielleicht allmählich gegen Abend etwas müder werden. Der »große« circadiane Rhythmus, Wachen und Schlafen, ist insgesamt noch einmal unterteilt in 90- bis 120-Minuten-Zyklen. Unser Wachen und Schlafen unterliegt den *ultradianen* Rhythmen, die für unsere Gesundheit und unser Wohlbefinden von bisher kaum geahnter, aber um so größerer Bedeutung sind.

Zwar gibt es große Unterschiede im individuellen Zeitplan der circadianen und der ultradianen Rhythmen, beispielsweise dem zwischen »Eulen« oder Nachtmenschen und den »Lerchen« oder Frühaufstehern. Sie erreichen ihre Höhe- und Tiefpunkte zu unterschiedlichen Zeiten, aber dennoch unterliegen beide Typen demselben Gesamtmuster der einzelnen Regenerations- und Aktivitätszyklen. Einige der wichtigsten sind im folgenden skizziert:

Kurz nachdem wir spätabends schlafen gegangen sind, erreicht ein lebenswichtiger Prozeß, der in der Leber stattfindet, seinen Höhepunkt: die Cholesterinsynthese. Cholesterin hat in der letzten Zeit einen schlechten Ruf, da es als einer der Hauptfaktoren bei der Entstehung von Gefäßverstopfungen und Herzinfarkt gilt, aber es ist dennoch ein lebenswichtiger Grundstoff, der bei der Herstellung wichtiger Hormone und Botenmoleküle für die körpereigenen Nachrichtensysteme gebraucht wird. In dieser ersten Schlafphase also werden wichtige Signalstoffe erneuert und ausgebessert, die am folgenden Tag die »Produktion« von Gefühlen, Stimmungen und Aktivitäten aller Art ermöglichen.

Während der ersten beiden Schlafstunden werden außerdem Wachstumshormone ausgeschüttet, die dem Körper helfen, beschädigtes Gewebe zu heilen. Gleichzeitig wird das Hormon Melatonin ausgeschüttet, ein äußerst vielseitiger Stoff, der zentrale Lebensvorgänge wie Wachstum, Schlaf und Traum, aber auch das Immunsystem und den Alterungsprozeß beeinflußt.

Zwischen drei und vier Uhr morgens erreicht das Gesamtsystem Körper allmählich seinen Tiefpunkt, was die Körpertemperatur und die Organtätigkeit betrifft. Die psychischen und die physischen Systeme »arbeiten« nun nur noch mit stark verminderter Leistung. Wer während dieses absoluten Körpertiefs wachbleiben und arbeiten muß, ist nun besonders fehleranfällig und unfallgefährdet.

Gegen Morgen werden die Traumschlafphasen länger, und schließlich erreichen die energetisierenden Hormone zwischen sechs und neun Uhr morgens, in der Zeit also, zu der die meisten Menschen aufwachen und aufstehen, das Maximum. Unser Blut ist jetzt angereichert mit Sauerstoff und Energie, der Kreislauf ist leistungsbereit. Die Zeit bis zum Mittag ist besonders für »Morgenmenschen« die produktivste, in der die Leib-Seele-Systeme besonders aktiv, lernbereit und belastungsfähig sind.

Kurz darauf jedoch, nach dem Mittagessen, folgt das erste größere Tief, in dem eine Ruhepause, eine Siesta, besonders angebracht ist, um für den Rest des Tages leistungsfähig zu bleiben. Dann kann nachmittags erneut ein kleiner Tagesgipfel folgen. Spätestens um vier Uhr nachmittags jedoch ist in der Regel der Wendepunkt erreicht, der Körper reduziert allmählich die Aktivitäten seiner Subsysteme und gibt deutliche Signale, daß er Erholung, Pausen oder Schlaf braucht, und die Psyche, die bis dahin »extravertiert« war, wird nun »introvertiert« und beschäftigt sich in höherem Maße mit sich selbst. Das bedeutet, wir werden sensibler, schmerzempfindlicher, »selbstaufmerksamer«.

Der frühe Abend ist die Zeit des Ausklingenlassens, wenn es nach unserem Körper geht. Entspannung, soziale Aktivitäten, aktive Erholung sind möglich, wenn – und hier nun wird die Bedeutung der ultradianen Phasen erkennbar – während des Tages nicht allzu häufig gegen die kurzfristigen Erholungsbedürfnisse verstoßen worden ist. Haben sich jedoch Streß und Ermüdung akkumuliert, haben Körper und Psyche tagsüber keine Pause bekommen, dann ist dies oft eine gefährliche Phase der geistigen und körperlichen Erschöpfung, in der Erholung kaum stattfinden kann.

Am späteren Abend bereitet sich der Körper sehr deutlich auf die Schlafphase vor. In der Zeit zwischen acht und zehn Uhr erreicht die Zellteilung, die unablässig in unserem Körper stattfindet, ihren Höhepunkt, ein deutliches Zeichen dafür, daß dem Körper nun in verstärktem Maße das Rohmaterial für Erholung und Regeneration zur Verfügung gestellt werden soll.

Viele dieser Zyklen und Rhythmen entziehen sich unserer bewußten Wahrnehmung oder Aufmerksamkeit, sie finden »tief im Inneren« statt und laufen in der Regel automatisch ab. Während eines Tages schlägt unser Herz etwa 86000mal, und wir atmen ungefähr 22000mal aus und ein. Neben diesen wichtigen rhythmischen Körpervorgängen gibt es eine ganze Reihe wenig beachteter und kaum der Beachtung für wert befundener wie etwa das Schlucken oder der mehr oder weniger regelmäßige Lidschlag. Wahrnehmbar jedoch bleiben für uns – neben den großen circadianen Zyklen wie Wachen und Schlafen – viele kleinere Auf- und Ab-Bewegungen, deren Zeichen und Signale wir zwar kennen und wahrnehmen können, die wir aber sehr oft ignorieren, unterdrücken oder durch Drogen und Stimulantien zu überspielen versuchen. Solche mehr oder weniger deutlichen psychophysischen Signale sind beispielsweise das Bedürfnis zu gähnen, sich zu strecken und zu recken, eine Verlangsamung der Reflexe, kurze »Absencen« oder Geistesabwesenheiten – wir starren »Löcher in die Luft«, sind nicht mehr bei der Sache –, unbewußtes Wippen mit Füßen oder anderen Körperteilen, plötzliche Hungerattacken, Tagträumen, Schläfrigkeit, motorische Unkoordiniertheit wie Stolpern und Ungeschicklichkeiten.

Diese körperlichen und psychischen Zeichen sind typisch für das »Tief«, das uns alle 90 bis 120 Minuten ereilt. Wir sind eben nicht »allzeit bereit«, auch unsere Wachzeit ist strukturiert durch Aktivitäts- und Erholungswellen. Vor allem die ultradianen Rhythmen prägen und beeinflussen Leistungsfähigkeit und Wohlbefinden im täglichen Leben.

Ungefähr zwölf- bis sechzehnmal pro Tag erleben wir bewußt oder unbewußt die Wirkung der ultradianen 90- bis 120-Minutenrhythmen, die unsere körperliche und seelische Befindlichkeit steuern. Diese Rhythmen sind so grundlegend und wichtig für unsere Gesundheit, unser geistiges und körperliches Leistungsvermögen, unsere Erholungsfähigkeit, daß sie als Grund- und Basisrhythmen unseres Lebens schlechthin angesehen werden können. Sie folgen dem immer gleichen Muster von Erregung, Leistungsspitze, Ermüdung und Streß und Erholung – wenn wir sie nicht willentlich verändern oder stören, indem wir etwa Erholungsphasen »überspringen« und die Ermüdungssignale ignorieren.

Wie wir im Schlaf 20minütige Traumphasen haben, so fallen wir auch während des Wachens alle eineinhalb bis zwei Stunden in eine 20minütige, fast tranceähnliche Phase, die unserer Entspannung, Erholung und der Restaurierung der Aktivitätspotentiale dient. Diese Alltagstrancen sind Phasen, in denen die Selbstregulierungssysteme des Körpers in Aktion treten können, weil Körper und Seele nun in einer Art »Leerlauf« arbeiten. Das autonome Nervensystem, das endokrine System, das die Hormon- und Botenstoffe des Körpers steuert, auch das Immunsystem – sie alle folgen diesem Grundrhythmus des Lebens. Die Biologin Lynn Margulis hat in ihren bahnbrechenden Arbeiten festgestellt, daß die verschiedenen Elemente der menschlichen Zellen direkte Abkömmlinge uralter Lebensformen, der sogenannten Einzeller, sind: Die Mitochondrien zum Beispiel steuern die Nahrungs- und Sauerstoffverwertung im menschlichen Organismus, und sie vermehren sich durch Zellteilung. Der Prozeß der Mitose, in dem sich die menschlichen Zellen verdoppeln, braucht etwa 90 bis 120 Minuten, um diesen komplexen Teilungsvorgang zu bewerkstelligen. Im kritischen Stadium, kurz vor der Teilung der Zelle, gibt es eine etwa 20 Minuten während Pause, in der sich die Stoffwechselvorgänge verlangsamen und das Hormon Zyklin aufgebaut wird, das dann erst die endgültige Teilung einleitet.

Der Psychotherapeut und Chronobiologe Ernesto Rossi sieht in diesem grundlegenden Zellteilungs-Rhythmus das Basismuster aller Lebensvorgänge. Die Zellen des menschlichen Körpers erneuern und verdoppeln sich nach den ultradianen Rhythmen, was bedeutet, daß in unserem Körper unzählige kleine Einheiten zur selben Zeit »Kraft sammeln« für ihre Regenerierung. Dabei spielen die sogenannten Botenstoffe, eine Art von »Nachrichtenmolekülen« im leibseelischen System, eine entscheidende Rolle. Die wichtigsten Körpervorgänge sind gewissermaßen orchestriert nach dem Regenerations- und Ausschüttungsschema dieser Stoffe. Sie steuern Energie und Aufmerksamkeit, indem sie Glukose und Insulin, Adrenalin und Beta-Endorphin ins Informationssystem dirigieren und so psychische und körperliche Vorgänge synchronisieren. Diese Botenstoffe »sagen« uns also auch, ob wir uns hungrig, müde und gestreßt fühlen, sie lassen uns wissen, wann wir eine Pause brauchen und wann wir wieder einsatzbereit sind.

Das bedeutet jeodch keineswegs, daß wir wie Marionetten den Hormonen und ihrer rhythmischen Informationspolitik völlig unterworfen sind. Unsere Gedanken und Gefühle können den Fluß dieser Information ebenso beeinflussen, wie sie umgekehrt unser Fühlen, Denken und Handeln färben und steuern. Die Kommunikation zwischen Leib und Seele fließt in beide Richtungen. Dennoch bilden die Rhythmen von Aktivität und Regeneration das Grundmuster unseres Lebens, und von entscheidender Bedeutung sind dabei die etwa 20minütigen Regenerationsphasen, in denen die nächsten ein bis zwei Stunden Aktivität auf allen Ebenen des Körpers vorbereitet werden. Wahrscheinlich ist diese Informationsmatrix des Lebens genetisch programmiert, und von den etwa 100000 Genen (Erbinformationen), die jeder Mensch besitzt, ist etwa ein Drittel für die »Haushaltung« zuständig – also für den konstanten Selbstregulationsprozeß der physischen und biologischen Vorgänge in Wechselwirkung mit Außeneinflüssen durch Sinneseindrücke sowie Gefühlen und Gedanken.

In den 20minütigen Regenerationsphasen der ultradianen Rhythmen füllen sich in den Milliarden Zellen unseres Körpers die winzigen Behälter an den inneren Zellwänden, die sogenannten Vesikel, mit neuen Botenstoffen auf. Diese Stoffe werden in den aktiven Phasen des ultradianen Zyklus verbraucht, wenn sie zwischen Gehirn, Nervensystem und den Organen ihre Nachrichten transportieren. Vor allem im Hypothalamus (Teil des

Zwischenhirns) und im endokrinen System ist diese Wiederauf-
füllung dringend nötig, damit das volle Potential an Aktivität
sich wieder entfalten kann. Mit anderen Worten: Unser Körper
und unsere Psyche verfügen nicht über einen Tagesvorrat an
Kraft und Energie, der von morgens bis abends allmählich verbraucht werden kann, sondern müssen mehrere Male am Tag
Gelegenheit zur Erholung und Erneuerung erhalten.

Natürlich können wir diese komplizierten, rhythmischen Vorgänge auf der Zellebene nicht bewußt wahrnehmen. Da sie jedoch sehr eng und direkt mit unseren psychischen Fähigkeiten
und Stimmungen zusammenhängen, gibt es deutliche Signale
dafür, daß wir »einen Gang herunterschalten« und uns und
unserem Körper eine der nötigen Pausen gewähren sollten. Die
systematische Beobachtung bestimmter Fähigkeiten und Verhaltensweisen im Laufe eines Tages hat gezeigt, daß viele Schlüs-
selfähigkeiten genau diesem 90- bis 120-Minuten-Rhythmus folgen: die verbale Geschicklichkeit, die physische Leistungsfähigkeit, die Hand-Auge-Koordination, die Gedächtnisleistung, die
Lernfähigkeit und mentale Aufnahmebereitschaft und die Krea-
tivität.

Das ultradiane Streßsyndrom

Während des weitaus größten Teils der Evolution war es den
Menschen möglich, in relativem Einklang mit den Rhythmen der
sie umgebenden Natur und mit den Rhythmen ihres Körpers zu
leben – sie paßten sich an Tag und Nacht, an die Jahreszeiten,
aber auch an die körperlichen Ermüdungs- und Aktivitätsphasen
an und haben dieses rhythmische Muster nur selten, meist in
Notfällen ignoriert und seine Elastizität ausgenutzt. In dem
Maße jedoch, wie die gesellschaftlichen Organisationsformen
sich entwickelten, wurden die natürlichen Rhythmen und Zyklen von sozialen und kulturellen überlagert und allmählich unterdrückt. Heute dominieren diese äußeren Zeitgeber fast völlig,
zwischen Weckerläuten und der Spätausgabe der Nachrichten
strukturiert eine Fülle von Terminen, Zwängen und Zeitplänen

unser Leben. Die leisen Signale und Stimmen unseres Körpers haben kaum noch eine Chance, gehört zu werden – sie werden übertönt und überlagert von Lärm, Hektik, Ablenkungen und Alltagsstreß.

Die ursprüngliche Flexibilität des Rhythmussystems, die einen evolutionären Vorteil darstellte, weil sie uns erlaubte, Müdigkeit und Erholungsbedürfnis vorübergehend zu unterdrücken, um beispielsweise in Notzeiten das Überleben zu sichern, erweist sich nun in der Dauerbelastung des modernen Lebens als gravierender Nachteil. Aus der Ausnahme wurde eine Regel: Wir ignorieren nicht nur die großen Zyklen zunehmend, indem wir unsere Aktivitätsphasen bis weit in die Nacht hinein ausdehnen und unsere Schlafzeit durchschnittlich stark verkürzt haben, sondern geben auch den ultradianen Körperrhythmen kaum noch eine Chance, ihre heilsame Wirkung zu entfalten.

Das Resultat ist Streß: Eine Dauerüberlastung von Körper und Psyche, eine Desynchronisierung der leibseelischen Kommunikationssysteme, eine systematische Überbeanspruchung und Erschöpfung der Energie- und Informationssysteme des Körpers. Damit wir dennoch »funktionieren«, muß dieser Körper in hohem Maße Streßhormone ausschütten: ein Notprogramm wird zur Dauereinrichtung.

Zwar bemerken wir oft genug noch das dringende Bedürfnis, eine Pause einzulegen, unsere Muskeln zu strecken, ein paar Schritte herumzugehen, zu gähnen oder ein paar Minuten tagzuträumen. Aber wir haben uns angewöhnt, dies als Zeichen von Ablenkung, Schwäche und mangelnder Arbeitsmotivation anzusehen, und zwingen uns, weiterzumachen. Genauer gesagt: Wir zwingen den Körper, wieder zu gehorchen und alles zu unterlassen, was unsere Leistungen und unsere Wachheit schmälern könnte. Er reagiert mit einer verstärkten Ausschüttung der Streßhormone Adrenalin und Cortisol – mit der Folge, daß wir das »Tief« überwunden haben und wieder »voll da« sind. Wenn dies mehrmals täglich geschieht und wir den Körper immer wieder zur Ordnung rufen (die nicht die seine ist), wenn wir diese Disziplin sogar noch durch Kaffee oder andere Mittel unterstützen, dann kumuliert die Erschöpfung allmählich, und es wird immer schwieriger, die Müdigkeitssignale zu überspielen und Fehlleistungen wie Versprechen, Vertippen oder Verrechnen zu vermeiden.

Wenn dies täglich geschieht und wir den natürlichen Rhythmus immer wieder auf diese Weise vergewaltigen, dann gerät der natürliche Zyklus zwischen Aktivität und Erholung bald völlig durcheinander, und die ultradianen Wellen des Tages flachen zusehends ab: Wir sind nicht mehr zu Höchstleistungen fähig, können uns aber auch nicht mehr entspannen. Kopfschmerzen, Magenschmerzen, Schlafstörungen sind die häufigsten und unmittelbarsten Folgen dieser unnatürlichen, antizyklischen Lebensweise, die schon fast zur Norm geworden ist. Erhöhter Blutdruck, Heißhunger und Freßanfälle, Kurzatmigkeit und Hautstörungen sind weitere typische Folgen dieses pausenlosen Überforderns von Körper und Psyche. Langfristig schwächt dieser Streß auch das Immunsystem, macht anfällig für Erkältungen und andere Infektionskrankheiten.

Psychische Anzeigen für dieses von Ernesto Rossi ultradianes Streßsyndrom genannte Verhaltensmuster sind Vergeßlichkeit, Ungeduld und Nervosität, starke Gemütsschwankungen und Erregbarkeit, Weinkrämpfe, Streitereien, süchtiges Konsumieren von Zigaretten, Kaffee, Schokolade, Cola-Getränken und anderen Stimmungsaufhellern und Tranquilizern.

Weil wir durch ständig zunehmende Konsum- und Zerstreuungsangebote auch in unserer wachsenden Freizeit das Gefühl vermeiden wollen, etwas zu versäumen und kostbare Zeit mit Muße, Pausen und introspektiven, nachdenklichen Phasen zu vergeuden, weil wir also immer mehr »erledigen« und »erleben« müssen, ignorieren wir die ultradianen Körpersignale auch dann, wenn diese Ignoranz nicht durch berufliche oder soziale Anforderungen erzwungen wird. Auch in unserer Freizeit versuchen wir, die »toten Punkte« und »Durchhänger« zu überlisten, und setzen das antizyklische, streßerzeugende Lebensmuster fort. Noch immer hält sich der Glaube, man könne den Raubbau an Körper und Psyche durch gelegentliche Urlaube und das Ausschlafen am Wochenende kompensieren. Die Erholung, die der Körper braucht, läßt sich jedoch nicht in eine Vorratswirtschaft zwingen, und die Vergewaltigung der Körperrhythmen läßt sich nur begrenzt in Urlauben und an Wochenenden wiedergutmachen.

Gefühle des Ausgebranntseins und eine zunehmende und chronische Müdigkeit sind häufig die Begleiterscheinung eines Lebens- und Arbeitsstiles, der zum Markenzeichen für hochmotivierte und engagierte Menschen geworden ist. Die »Leistungsträger« unserer Gesellschaft glauben es ihrem Leistungsethos schuldig zu sein, sich ständig zu fordern, nie locker zu lassen und in mißverstandener Vorbildfunktion ununterbrochen präsent und aktiv zu sein. Diese Leistungsphilosophie ist oft schon kurz- und mittelfristig kontraproduktiv, denn sie ignoriert die biologische Tatsache, daß sowohl das körperliche Aktivitätspotential als auch die geistige Fähigkeit nivelliert und schließlich dauerhaft vermindert wird, wenn Müdigkeitssignale ignoriert werden. In den ultradianen Erholungsphasen regeneriert sich nicht nur das Aktivitäts- und Informationspotential des Körpers, auch die mentalen Fähigkeiten benötigen offenbar diese »Auszeit«, um die in den letzten zwei Stunden aufgenommenen Informationen und Eindrücke ordnen und schließlich synthetisieren zu können. Die häufigen kleinen und großen Fehler, die sich bei mangelnden Pausen einschleichen, sind das Produkt der nachlassenden Integrationskraft des Geistes.

Das ultradiane Streßsyndrom ist eine psychosomatische Reaktion auf die anhaltende Unterdrückung der körperlichen Rhythmen und Zyklen. Dieses Syndrom hat besonders häufig die folgenden vier körperlichen Krankheitsbilder und Beeinträchtigungen zur Folge:

– Schlafstörungen: Schicht- und Nachtarbeiter sind die häufigsten Opfer des ultradianen Streßsyndroms. Ihre Körperrhythmen werden besonders nachhaltig gestört, und sie leiden sehr viel häufiger als andere Menschen unter Bluthochdruck, Magen-Darm-Krankheiten und psychischen Problemen. Es ist in überreichlichem Maße dokumentiert, daß während der Nacht- und der Schichtarbeit die Fehler- und Unfallhäufigkeit besonders deutlich ansteigt. Wer in seinem Beruf öfter

Bereitschaftsdienst hat, also Ärzte, Polizisten, Krankenschwestern, Feuerwehrleute, Ingenieure und andere, unterliegt in der Wartezeit offenbar auch dem ultradianen Streßsyndrom: Obwohl objektiv die Möglichkeit gegeben wäre, sich zu entspannen, wird die »innere« Bereitschaft zum Hindernis: Die Gehirnwellen, der Herzschlag und das Schlafmuster von Menschen, die Bereitschaftsdienst haben, sind deutlich gestört.

– Magen-Darm-Störungen: Der Magen-Darm-Trakt des Menschen arbeitet ebenfalls in 90- bis 120-Minuten-Rhythmen der Kontraktion. Er ist besonders anfällig für Störungen, die aus psychischer oder emotionaler Belastung resultieren, und Magenschmerzen oder »Schmetterlinge im Bauch« sind deutliche Anzeichen des ultradianen Streßsyndroms. Unregelmäßige und unvernünftige Eßgewohnheiten beeinträchtigen die rhythmische Arbeit der Verdauung, die mit den ultradianen Rhythmen synchronisiert ist.

– Herzstörungen: Die anhaltende Nichtbeachtung der natürlichen Erholungszyklen führt zu Rhythmusstörungen des Herzens: Es versucht, die fehlende Erholung zu kompensieren, gerät buchstäblich aus dem Takt und hat immer größere Mühe, sich wieder mit dem Gesamtrhythmus des Körpers zu synchronisieren.

– Verkürzte Lebenszeit: Tierversuche deuten darauf hin, daß die langfristige Unterdrückung und Störung der ultradianen Rhythmik zur Verkürzung der Lebensspanne führt. Offenbar beschleunigt die anhaltende Überschwemmung des Körpers mit Streßhormonen den Alterungsprozeß.

Anstatt also die sanften und leisen Zeichen des Körpers als Schwäche mißzuverstehen und sich »zusammenzureißen«, sollten wir lernen, diese Zeichen als freundliche Bitte zu erkennen, uns eine nötige und produktive Pause zu gönnen. Auf manche Sofakissen war früher der Spruch »Nur ein Viertelstündchen« aufgestickt, und dies ist in etwa die Spanne, die wir tatsächlich benötigen, um dem Körper die Regenerierung zu erlauben, von der auch unsere Psyche profitiert.

Während wir diesem natürlichen Regenerationsprogramm

Zeit geben, treten wir in eine Phase der Introspektion ein, in der Erinnerungen auftauchen können, Phantasien und Tagträume uns beschäftigen und wir fast unmerklich in einen tranceähnlichen Bewußtseinszustand hineingleiten, der uns hilft, in den folgenden zwei Stunden wacher und aufmerksamer zu sein. Wenn wir uns in diese 15- bis 20minütige ultradiane Phase hineinfallen lassen, also entspannt und passiv erlauben, daß Körper und Psyche ihren eigenen Bedürfnissen folgen, ermöglichen wir die Instandsetzungs- und Regenerationsarbeit, die uns mit neuer Energie erfüllt. Wir sollten dieser »Hausarbeit« des Körpers nicht »im Wege stehen«, sondern uns in eine ruhige Ecke setzen, einen kleinen Spaziergang machen oder auf eine andere Weise der Alltagsroutine ausweichen.

Tiefes Durchatmen, Strecken und Gähnen helfen diese Phase einzuleiten, in der das sympathische Nervensystem (das unsere Erregungen und Aktivitäten steuert) in den Hintergrund tritt und das parasympathische Nervensystem (das die Entspannungs-, Regenerations- und Heilungsvorgänge einleitet) für kurze Zeit dominiert. Bewußte Atmung in gleichmäßigen und tiefen Zügen kann diesen Prozeß unterstützen – sie wirkt wie ein zusätzliches Signal, das wir den nun einsetzenden Körperprozessen geben können.

Während der ultradianen Regenerationsphasen reagieren unterschiedliche Temperamente und Typen verschieden: Eher logisch und analytisch denkende Menschen werden durch ihre Erinnerungen, Gedanken und unerledigten Probleme in Anspruch genommen, und ihr Denken kreist wie in einem quasi-hypnoiden Zustand um diese. Intuitive und gefühlsbetonte Menschen hingegen erleben in diesen Phasen eher sinnliche und bildhafte Eindrücke, manchmal fast traumähnliche Episoden. Während die Psyche »locker läßt«, manchmal eine kreative und introspektive Phase durchlebt, ist der Körper mit der Synchronisierung von Rhythmen und Systemen beschäftigt und räumt gleichzeitig die »Verbrennungsprodukte« aus den Aktivphasen auf – die Oxidierungsabfälle und die »freien radikalen« Moleküle, die während der Zeit der höchsten Aktivität entstanden sind.

Die Respektierung der körpereigenen Rhythmen und Zyklen macht uns gesünder, leistungsfähiger und psychisch ausgeglichener. Immer deutlicher kann die Chronobiologie zeigen, daß es optimale Zeiten für bestimmte Aktivitäten und Abläufe in unserem Leben gibt, umgekehrt aber auch Phasen, in denen wir bestimmte Dinge tunlichst vermeiden sollten. Eine Chronohygiene des Verhaltens – das ist die Abstimmung aller unserer Tagesaktivitäten auf die natürlichen Rhythmen von Körper und Psyche – wird in Umrissen und als Idealvorstellung erkennbar. Wie und ob sie in der alltäglichen Lebenspraxis umzusetzen ist, bleibt der zunehmenden Einsicht in diese Zusammenhänge und der Überwindung von äußeren Zwängen überlassen: Arbeitszeiten, selbstauferlegter Streß und Hektik, Überstunden, erholungsfeindliche Lebensweisen, Konsumgewohnheiten und so weiter.

Die Frage nach dem »Wann« wird aber auch in der Medizin immer wichtiger. So treten bestimmte Krankheitssymptome zu unterschiedlichen Tageszeiten gehäuft auf, und bestimmte Krankheitsbilder zeigen ein deutlich rhythmisches Verhalten. Zum gefürchteten Herzinfarkt kommt es beispielsweise vor allem während der täglichen Aktivphase, also zwischen acht und achtzehn Uhr, sehr viel häufiger als nachts. Die größte Häufung wurde zwischen zehn und vierzehn Uhr festgestellt. Umgekehrt gilt, daß Hirninfarkte vor allem nachts eintreten.

Bedeutsam ist für die Medizin vor allem aber auch, wann bestimmte therapeutische Maßnahmen am wirkungsvollsten sind. Wann wirken beispielsweise Medikamente am besten im Körper? Das hängt unter anderem davon ab, wie lange die Wirkstoffe eines Medikaments an den entsprechenden »Empfängerstellen« am längsten und besten arbeiten können. Zunächst muß das Medikament aufgenommen werden, damit es je nach Beschaffenheit unterschiedlich schnell im Körper weitergeleitet werden kann. Noch bis vor kurzem schien es relativ gleichgültig, wann ein Patient seine Medikamente einnimmt, und die Medizin hat sich relativ wenig um den Einfluß der Einnahmezeit auf Wirkung und Nebenwirkungen gekümmert. Inzwischen jedoch gilt es als gesichert, daß der Einnahmezeitpunkt eine wesentliche Rolle für die Wirksamkeit spielt, was zum Entstehen eines neuen Teilgebiets der Medizin geführt hat: der Chronopharmakologie. Sie beschäftigt sich mit der Aufnahme, Verteilung und Ausscheidung eines Medikamentes im Körper und versucht, die optimalen Einnahmezeiten und Darbietungsweisen herauszufinden.

Das »Wann« spielt aber auch für die Gestaltung einer gesunden Lebensweise eine immer größere Rolle, so etwa bei der Nahrungsaufnahme. In Experimenten, bei denen die gesamte Tagesnahrung mit 2000 Kalorien entweder nur morgens oder nur abends gegessen wurde, konnte demonstriert werden, daß die alte Volksregel »morgens wie ein König, mittags wie ein Edelmann, abends wie ein Bettelmann« chronobiologisch fundiert ist: Die morgendliche Nahrungsaufnahme läßt das Körpergewicht eher zurückgehen, während dieselbe Nahrungsmenge am Abend zu einem deutlichen Gewichtsanstieg führt. Auch die Zeitabstände zwischen den Mahlzeiten spielen eine Rolle, wobei wahrscheinlich die ultradianen Rhythmen an der Verarbeitung (oder der nicht optimalen Verarbeitung) beteiligt sind. Wenn die Nahrungsaufnahme in drei Hauptmahlzeiten erfolgt, nimmt der Fettzuwachs stärker zu als bei einer Verteilung auf fünf oder sieben kleinere Mahlzeiten.

Die muskelbildenden Effekte sportlicher Übungen sind am Abend sehr viel größer als am Morgen, und bei systematischem Ausdauertraining ist die Zunahme der Leistungsfähigkeit am Mittag und am Nachmittag ebenfalls größer als beim morgendlichen Training.

Unser Körper verfügt über ein System von sich selbst steuernden Rhythmen und Zyklen, das seiner Gesundheit und Selbsterhaltung dient. Wir können durch Erfahrung und Einsicht, durch Selbstbeobachtung und Introspektion herausfinden, wie sehr diese Rhythmik uns hilft, gesund und leistungsfähig zu bleiben. Wie »rhythmusgerecht« wir uns schließlich verhalten, hängt von unserer Lebensweise ab, von unseren äußeren und selbstauferlegten Zwängen und Zeitplänen. Der Chronobiologe und Arbeitsphysiologe Gunther Hildebrandt meint: »Es sind offensichtlich die bewußtseinsabhängigen Funktionsänderungen und

damit die Freiheiten menschlichen Verhaltens, die den Gegen-
spieler einer absoluten rhythmischen Ordnung darstellen. Daraus läßt sich folgern, daß der Mensch von Rhythmusstörungen
im Rahmen seines freien Verhaltens Gebrauch machen muß und
darf, allerdings nur in einem solchen Umfang, daß eine Wiederherstellung der zeitlichen Ordnungen seiner Lebensprozesse im
Rahmen der Schlaferholung gewährleistet bleibt. Hier gelten offenbar die Regeln, die für jede Reizbehandlung zutreffen, nach
denen ein gewisses Maß an Störungen erforderlich ist, um den
Organismus zu inneren Ordnungsleistungen anzuregen und
diese Fähigkeit auf einem gesunden Niveau zu halten. So wird es
letztlich auch bei einer bewußt gestalteten Chronohygiene der
Lebensordnung darauf ankommen, das richtige Mittelmaß zwischen individuell erlaubter Freiheit und absolut autonomer Ordnung zu finden.«

Muskeln und Gehirn:
Bewegung ins Leben bringen

Leben heißt Bewegung

Das menschliche Gehirn gilt als die komplizierteste und erstaunlichste Struktur des Universums. Es besteht aus zwölf Milliarden Nervenzellen, wovon etwa neun Milliarden den Neokortex bilden, den entwicklungsgeschichtlich jüngsten Teil dieses Organs. Im Zentrum dieser »Denkkappe« liegt das sensomotorische System, das eine doppelte Aufgabe erfüllt: die Verarbeitung von Sinneseindrücken, die der Körper von innen und außen erhält, und die Koordination der Bewegungen des Körpers.

In den letzten Jahrzehnten haben die Neurophysiologen Struktur und Funktionsweise dieses Systems immer genauer erforscht und erkannt, wie falsch die jahrhundertelang gepflegte Vorstellung von zwei getrennt arbeitenden Einheiten war – vom denkenden und »befehlenden« Gehirn und vom gehorsam ausführenden Körper. Beide, Körper und Gehirn, sind sehr viel enger miteinander vernetzt, als die Auffassung vom »zerebralen Primaten« es wahrhaben wollte. Der Neurophysiologe und Nobelpreisträger Roger W. Sperry ist sogar der Auffassung, daß jeder Output des Gehirns eine motorische Entsprechung hat, indem entweder Muskeln oder zumindest motorische Neurone aktiviert werden. Das bedeutet: Denken ist ein motorischer Akt – oder noch pointierter: Denken ist Bewegung. Gehirn und Körper bilden eine sich selbst bewegende, sich selbst fühlende und sich selbst integrierende Einheit, ein Ganzes.

Auch wenn wir an etwas Abstraktes denken, sind wir »bewegt«: Edmund Jacobson, der Erfinder der progressiven Muskelentspannung, hat in den dreißiger Jahren zeigen können, daß beim abstrakten Denken die Sprechmuskulatur aktiviert ist. Umgekehrt zeigte sich, daß sich die Gehirnaktivität in dem Maße vermindert, wie die muskuläre Spannung im Körper abnimmt. Entspannung hat also eine »beruhigende« Wirkung auf das Denken, muskuläre Anspannung und Bewegung aber aktivieren es.

Wie sehr Gehirn und Körper aufeinander bezogen sind und voneinander abhängen, illustriert auch ein dramatisches Experiment, bei dem das indianische Pfeilgift Curare eingesetzt wurde. Die Neuropsychologen Smith, Brown, Toman und Goodman wollten herausfinden, was es für Wirkungen auf das Denken hat, wenn alle Körpermuskeln völlig gelähmt sind. Eine freiwillige Versuchsperson ließ sich in diesen Zustand der muskulären Totallähmung versetzen, wobei sie künstlich beatmet werden mußte, weil ja auch die Atmung von Muskelgruppen gesteuert wird. Während des ganzen Experiments blieb die Versuchsperson bei vollem Bewußtsein. Aber – und das war die Bestätigung für das ganzheitliche Funktionieren des sensomotorischen Systems – sie konnte sich auf nichts konzentrieren, keinen wirklichen Gedanken »fassen«. Das Denken braucht ganz offensichtlich eine motorische Entsprechung, einen körperlichen Fokus; auf sich allein gestellt ist das Gehirn nicht fähig, seine Funktionen zu erfüllen.

Daß selbst psychopathologische Phänomene wie etwa akustische Halluzinationen, also das Hören von Stimmen, von der motorischen Aktivität des Körpers abhängen, zeigte F. J. McGuigan, als er bei einem Patienten, der solche Halluzinationen hatte, Elektroden an die Sprechmuskulatur anschloß. Wenn er die Stimmen hörte, hatte der Patient jeweils ein Zeichen zu geben – und genau zu dieser Zeit war auch eine deutliche Aktivität in seiner Sprechmuskulatur zu registrieren. Mit anderen Worten: Der Patient »sprach« zu sich selbst, ohne daß ihm dies bewußt war. Es bedarf offenbar sogar einer muskulären motorischen Körperaktivität, um Stimmen zu halluzinieren.

Aber auch Ergebnisse aus einem völlig anderen Fachgebiet widerlegten die Auffassung, daß das Denken und die menschliche Intelligenz den Körper »beherrschen« und seine Entwicklungen und Funktionen determinieren und regulieren: Als vor einigen Jahren in Ostafrika das 3,2 Millionen Jahre alte fossile weibliche Skelett eines Australopithecus gefunden wurde, das die Wissenschaftler zärtlich »Lucy« nannten, war dies das Ende des entwicklungsgeschichtlichen Mythos, daß der aufrechte Gang und damit die Menschwerdung des Affen vom schnellen

Wachstum des Neokortex ermöglicht worden sei. Der Mensch hat sich nicht aufgerichtet, weil sein Gehirn ihm dies erlaubt hat, sondern Körper und Gehirn haben an dieser Leistung synergetisch zusammengewirkt, keiner von beiden hat den anderen in diesem Entwicklungsprozeß dominiert.

Der Mensch wird seßhaft – und »vergißt« den Körper

Das sensomotorische System stiftet die Einheit und Ganzheit des menschlichen Lebens – eines »bewegten Lebens«, in dem Denken, Fühlen und Handeln ständig aufeinander bezogen sind. Menschliche Aktivität läßt sich nicht auseinanderdividieren in einen »gedachten« Plan und eine motorischmuskuläre Ausführung, beide bedingen einander vielmehr. Um so bedeutsamer wird die Frage, ob dieses Wissen über die Ganzheitlichkeit von Körper und Geist Auswirkungen auf die individuelle Lebensführung und Lebenspraxis hat, oder ob wir auch weiterhin »verkopfte« statt »verkörperte« Lebensweisen pflegen.

Der Körpertherapeut Thomas Hanna meint: »Die meisten Erwachsenen können kaum noch die Bewegungen ihrer Körper richtig erfühlen und sind dementsprechend auch kaum noch in der Lage, sich gut und kontrolliert zu bewegen. Beim typischen Erwachsenen sind heute die sensomotorischen Funktionen verkümmert und atrophiert. Mit wenigen Ausnahmen erreicht der heutige Stadtmensch das Erwachsenenalter mit einem sensomotorischen System, das nur minimal entwickelt ist, und während des restlichen Lebens verliert er diese rudimentäre Fähigkeit, seinen Körper zu spüren und zu bewegen, immer mehr. Die zeitgenössische Erziehung und unsere Kultur sind so angelegt, daß sie die Fähigkeit zur leiblichen Selbsterfahrung unterdrücken und verkümmern lassen, das Bewußtsein der meisten Menschen für ihr physiologisches Sein ist so abgestumpft und unterentwickelt, daß sie ihren Körper immer mehr als ein ihnen fremd gewordenes Behältnis empfinden.«

Diese Entfremdung zwischen Geist und Körper und die Unterentwicklung des sensomotorischen Systems sind das Resultat unserer modernen Lebensweise. Den größten Teil seiner Entwicklungsgeschichte, nämlich 95 Prozent, verbrachte der Mensch als Jäger und Sammler, ständig in Bewegung, auf der Suche nach Nahrung und auf der Flucht vor Gefahren. Aber auch in der relativ kurzen Zeit danach, als Ackerbau und Viehzucht die Menschen seßhaft machten, blieben die meisten von ihnen in Bewegung. Erst in unserer Zeit wurden wir wirklich »seßhaft« – das Sitzen ist die verbreitetste und häufigste Position.

Die psychologen Andrea Abele, Walter Brehm und Thomas Gall skizzieren den von Bewegungsarmut geprägten Lebensstil so: »In den Industriegesellschaften werden Bewegungen weitgehend vermieden, körperliche Belastungen werden immer weiter reduziert. Man läßt sich bewegen – im Auto, auf der Rolltreppe oder im Fahrstuhl –, Maschinen und Automaten machen körperlichen Einsatz überflüssig. Liegen und Sitzen sind die dominierenden Körperhaltungen im Alltag geworden. Passives Erholen – z. B. vor dem Fernsehschirm – ist die häufigste Form des Ausgleichs für die vielfältigen, oft als Überforderung wahrgenommenen psychischen Anforderungen in Beruf und Familie.« Die Bewegungsarmut ist nicht nur eines der typischen Merkmale der heutigen Lebensweise, sie stellt nach Einschätzung von Medizinern und Epidemiologen auch eines der größten Gesundheitsrisiken dar.

Gesundheit und Wohlbefinden hängen in hohem Maße von körperlicher Aktivität, von Bewegung ab. Erst durch Bewegung können wir uns als Individuum entwickeln, die Entwicklung der kindlichen Intelligenz wird maßgeblich von der Möglichkeit mitbestimmt, sich körperlich ausreichend bewegen und das sensomotorische System stimulieren und differenzieren zu können. Der kaum zu unterdrückende Bewegungsdrang von Kindern ist nichts anderes als das biologische Programm zur psychomotorischen und sensomotorischen Entwicklung. Diese immense Bewegungsfreude, von Psychologen als »Funktionslust« bezeichnet, dient jedoch nicht nur der Erprobung körperlicher Fähigkeiten beim Rennen, Klettern, Springen, Herumtoben, sie ermöglicht darüber hinaus die Entwicklung von Körpergefühl und

Selbsterfahrung. Und schließlich hat die Bewegung einen deutlich positiven Einfluß auch auf die Intelligenzentwicklung. Umgekehrt dürften die Abrichtung auf Stillsitzen, Leisesein, das Eingesperrtsein in Räumen und die Verführung zur Passivität durch Fernsehkonsum langfristig negative Auswirkungen haben. In einer Modellschule für lern- und körperbehinderte Kinder in Kalifornien stiegen die Schulleistungen und die Intelligenzquotienten deutlich an, nachdem die Kinder täglich auf einem Super-Spielplatz herumtoben konnten, einer wahren Traumlandschaft zum Toben und Tollen und zum Erproben aller möglichen körperlichen Erfahrungen. Man kann nur darüber spekulieren, welche Unterentwicklungen und Defizite sich als direkte Konsequenz einer bewegungsarmen, bewegungsunterdrückenden Erziehung und Lebensweise ergeben.

Der Aufstand gegen die Bewegungsarmut

Aber in den letzten drei Jahrzehnten haben die Menschen begonnen, sich in einer Art stillen Revolte gegen die Verkopfung und Bewegungsarmut unserer Kultur aufzulehnen. Die negativen Folgen dieser passiven und vordergründig so bequemen Lebensweise wurden immer deutlicher spürbar, vor allem für die Gesundheit. Die Erschlaffung der Muskeln ging einher mit der Erschlaffung von Lebens- und Widerstandskraft. Leben ist Bewegung – und mehr Bewegung ist mehr Leben, diese simple und doch so gründlich vergessene Formel war der Ausgangspunkt für die Fitnesswelle, die Millionen in den westlichen Industrieländern ergriff. Daß diese Welle zwar von einigen Ärzten und Wissenschaftlern mit initiiert wurde, täuscht nicht darüber hinweg, daß sie eine intuitive und ungesteuerte Massenreaktion auf das Versagen von Medizin und Psychologie war, keineswegs also das Ergebnis einer »volkspädagogischen« Bemühung, die erschlafften Körper auf Trab zu bringen. Oder anders ausgedrückt: Daß Millionen Menschen wieder in Bewegung geraten sind, ist auch als ein (unbewußter) Widerstand gegen die zunehmende Objektivierung des Körpers in unserer Kultur zu sehen, als eine Rebellion gegen seine Instrumentalisierung im Arbeitsleben und seine Sedierung in der Freizeit.

Die Fitnesswelle hatte zunächst den Charakter eines seltsamen Kompensationsgeschäfts und ist deshalb auch immer wieder kritisiert worden: Mit dem Joggen, Radeln oder Aerobic-Tanz kam zwar Bewegung in das Leben, der große »Rest« des Lebens änderte sich jedoch kaum. Mit der sportlichen Betätigung wurden lediglich die Bewegungsdefizite ausgeglichen, die charakteristisch für den modernen Lebensstil sind. Und zu viele glaubten, daß sie durch intensive Bewegung in möglichst kurzer Zeit all das wettmachen könnten, was in Jahren und Jahrzehnten versäumt worden war. So wurde aus der prinzipiell richtigen Absicht, etwas gegen den Streß und die Gesundheitsrisiken zu tun, eine neue Streßquelle. Ungeübt und unvorbereitet wurde der Körper häufig überfordert, Schmerzen, Verletzungen und Frustration ließen viele resignieren, die anfängliche Begeisterung, »den eigenen Körper wieder mal zu spüren«, verflog sehr schnell. Der wiederentdeckte Körper wurde erneut zum Opfer einer Mentalität, die schnelle Ergebnisse will – Gesundheit, Gewichtsabnahme, besseres Aussehen.

Viele haben eine gesunde körperliche Aktivität auch deshalb nicht aufrechterhalten und in ihren Lebensstil integrieren können, weil sie falschen Vorstellungen und Lehren über die so definierte Fitness aufgesessen sind. Die Sportmediziner Bryant A. Stamford und Porter Shimer kritisieren die Fitness-Ideologie und sehen ihre Maxime »ohne Fron keinen Lohn« als die Hauptursache für ihr vorläufiges Scheitern: »Uns ist der Eindruck vermittelt worden, falls wir nicht im richtigen Maß oder mit der richtigen Intensität Sport trieben, könnten wir es genauso gut ganz lassen. Dieses Denken hat Millionen von uns dazu gebracht, vor den Fernseher zurückzukehren und den Kampf aufzugeben. Manche haben etwas länger durchgehalten, aber im wesentlichen mit demselben Ergebnis. Wir haben uns eingeredet, wir müßten sinnlose Bewegung aus unserem Leben verbannen, damit wir für ›richtiges‹ Trimmen Zeit haben ... Man hat uns eingeredet, daß Sport das Verdauungssystem in einen Feuerofen verwandelt, der jede Ernährungssünde, die der Mensch begehen kann, weniger schlimm macht, aber das ist einfach nicht der Fall... Sport ist als Allheilmittel dargestellt worden, als Wunderdroge. Wer sich am härtesten quält, erzielt die besten Ergebnisse. Je mehr es weh tut, desto besser heilt es. Nach 20 Jahren ist jedoch durchschaut worden, wie naiv dieses Denken ist.«

Auch nach dieser Ernüchterung gilt jedoch weiterhin, daß der Körper beansprucht und bewegt werden muß, wenn er nicht verkümmern, erschlaffen und erkranken soll. Ausdauer, Kraft und Beweglichkeit sind nicht nur Selbstzweck oder hilfreiche Zwischenziele für sportliche Spitzenleistungen, sie sind unverzichtbare Elemente des physischen und psychischen Wohlbefindens. Der unbewegte, unbewegliche Körper ist ein unterentwickelter, potentiell die Gesundheit gefährdender Organismus. Er versiegt außerdem als Quelle der Selbsterfahrung und vieler positiver somato-psychischer Prozesse. Bewegung »an sich« jedoch scheint nicht die richtige Antwort auf den passiven Lebensstil unserer Zeit zu sein, eine wahllose und unreflektierte Aktivität taugt ganz offensichtlich nicht zur Kompensation des Sitzens und Liegens, des passiven Konsumierens, des Autofahrens und Essens.

Aus der Lernpsychologie wissen wir, daß Verhaltensweisen nur dann über längere Zeit aufrechterhalten werden, wenn sie belohnt (»verstärkt«) werden. Da die ursprüngliche und natürliche Bewegungslust von einem untrainierten Körper jedoch kaum noch als intrinsisch (von innen her) befriedigend und genußvoll erlebt werden kann und wir uns eine Umwelt geschaffen haben, in der uns »natürliche« Bewegungen nicht mehr abverlangt werden, muß die Wiederentdeckung der Bewegung auf anderen Prinzipien aufbauen als denen der Funktionalität, also der bloßen Krankheitsabwehr und der gesteigerten Leistungsfähigkeit.

Eine neue, zweite Fitnesswelle zeichnet sich ab, die auf den mittlerweile gesammelten Erkenntnissen aufbauen kann und deren langfristige gesundheitliche Wirksamkeit größer sein wird als die der ersten, gerade weil diese Wirksamkeit nicht unmittelbar im Zentrum sportlicher Aktivitäten steht. Sport und Fitness müssen so gestaltet werden, daß sie nicht Mittel zum Zweck sind, nicht tretmühlenartige Arbeit an Gesundheit und Aussehen, sondern genußvolle und aus sich selbst heraus befriedigende Aktivitäten. Sie können physische und psychische Selbsterfahrung in reichem Maße bieten, und immer deutlicher wird die somatopsychische Wirkungsrichtung: Bewegung in richtig dosierter und lustbetonter Form hilft im eigenen Körper wieder heimisch zu werden, die Körpersignale sensibler und wacher zu registrieren und die biologischen und geistigen Wirkungskreise des Körpers zu integrieren.

Der Entdecker des Flow-Prinzips, Mihalyi Csikszentmihalyi, beschreibt das integrative, aber häufig ungenutzte Potential des Körpers so: »Wenn wir unglücklich, deprimiert oder gelangweilt sind, haben wir leichte Abhilfe zur Hand: den Körper in allen seinen Möglichkeiten zu nutzen. Die meisten Menschen sind sich heutzutage der Bedeutung von Gesundheit und körperlicher Fitness bewußt. Doch das fast unbegrenzte Potential des Körpers, Freude zu schaffen, bleibt oft unangezapft. ...Alles, was der Körper vermag, ist prinzipiell angenehm. Doch viele Menschen ignorieren diese Fähigkeit und benutzen ihre körperliche Ausstattung so wenig wie möglich. ...Wenn die Sinne unterentwickelt bleiben, geben sie uns chaotische Informationen: Ein untrainierter Körper bewegt sich zu unkoordiniert und unbeholfen, ein unsensibles Auge bietet uns häßliche und uninteressante Dinge, das unmusikalische Ohr hört nur verzerrte Geräusche, der grobe Gaumen kennt nur langweilige Geschmacksrichtungen. Jede Kultur hat angenehme Aktivitäten erfunden, die dem Potential des Körpers angepaßt waren. Wenn eine normale Körperfunktion wie Laufen in einer gesellschaftlich bestimmten, zielgerichteten Umgebung unter Regeln vollzogen wird, die Herausforderungen bieten und Fähigkeiten erfordern, wird sie zu einer Flow-Aktivität. ...Der einfache Akt, den Körper durch den Raum zu bewegen, wird zu einer Quelle komplexer Rückkoppelung, die optimale Erfahrung bringt und das Selbst stärkt. Jedes Sinnesorgan, jede motorische Funktion kann genutzt werden, um Flow auszulösen. Es sollte jedoch betont werden, daß der Körper nicht allein aufgrund seiner Bewegung Flow auslöst. Der Verstand ist immer daran beteiligt. Um am Schwimmen Spaß zu gewinnen, muß man eine Reihe entsprechender Fähigkeiten entwickeln, die Konzentration und Aufmerksamkeit erfordern. Ohne sinnvolle Gedanken, Motive und Gefühle wäre es unmöglich, die notwendige Disziplin zu erreichen, um gut genug schwimmen zu lernen, damit man Spaß daran hat. Muskeln und Gehirn müssen gleichermaßen einbezogen sein.«

Immer deutlicher haben Sportmediziner und Physiologen herausgearbeitet, daß mäßige, vor allem aber regelmäßige Bewegung eine optimale Wirkung hat. Dazu zählen sehr unterschiedliche Tätigkeiten, die zu einem großen Teil gar nicht dem »Sport« oder der »Fitness« zugerechnet werden – Gartenarbeit, flottes Spazierengehen, Treppensteigen und so weiter. Mäßige körperliche Arbeit schützt offenbar sehr viel besser vor Gesundheitsrisiken als die beiden Verhaltensextreme Faulheit und Bequemlichkeit einerseits und intensiver Leistungssport andererseits. Eine finnische Studie mit fast 4000 männlichen Teilnehmern hat erbracht, daß ein wöchentlicher Verbrauch von 2000 Kalorien durch körperliche Aktivitäten in der Freizeit genausoviel Schutz vor Herzerkrankungen bietet wie weitaus intensiverer Sport. Dieser Wert ist schon durch mäßige körperliche Anstrengungen zu erreichen, und er entspricht etwa einem anderen vielzitierten Forschungsergebnis der Harvard-Universität, das einen zusätzlichen Verbrauch von 200 bis 300 Kalorien pro Tag empfiehlt, um eine sitzende Lebensweise auszugleichen und gesundheitlich optimal vorzubeugen.

Daß der Körper nicht getrimmt und intensiv belastet werden muß, um fit und resistent im Sinne der Vorbeugemedizin zu sein, bestätigt auch die neueste Studie dieser Art, die am Institute for Aerobic Studies in Dallas durchgeführt wurde: Ein hohes Maß an Fitness – wie es beispielsweise Dauerleister wie Marathonläufer und andere erzielen – schützt nicht besser vor Herzkrankheiten als ein mittleres Maß an Fitness, das schon durch 30 bis 60 Minuten Spazierengehen pro Tag erreicht werden kann. Für die körperliche Fitness gilt offenbar nicht die Devise, daß mehr immer besser ist, schon gar nicht, wenn dieses »mehr« durch Selbstkasteiung erreicht wird. Entscheidend ist aber auch bei maßvoll ausgeübten und eher lustbetonten Bewegungen, daß der Körper über ein Mindestmaß hinaus gefordert wird.

Ausdauersportarten wie Laufen, Schwimmen oder Radfahren sollten mindestens jeden zweiten Tag jeweils 30 Minuten oder mehr ausgeübt werden, ohne den Körper dabei allzusehr zu belasten. Überlastung und falsches Training können das Immunsystem schwächen, wie die extreme Krankheitsanfälligkeit austrainierter Leistungssportler für Infektionskrankheiten beweist. Nach neuesten Erkenntnissen ist das Mindestmaß an Bewegung, das der Körper offensichtlich braucht, um von ihr zu profitieren, eine dreimal wöchentliche Übung von etwa 30 Minuten Dauer, wobei 60 bis 85 Prozent der maximalen Herzschlagkapazität erreicht werden soll. Nach drei bis vier Monaten stellen sich bereits deutliche Verbesserungen in der kardiologischen und respiratorischen Leistungsfähigkeit ein, also bei Kreislauf und Atmung. Körperfett wird abgeschmolzen, erhöhter Blutdruck sinkt, die Cholesterinwerte des Blutes verbessern sich. Begleitet werden diese objektiven Zuwächse an Fitness von psychischen Empfindungen steigender Vitalität, von geringeren Stimmungsschwankungen und größerer Gelassenheit in Streßsituationen. Das allzu seßhaft gewordene »Lauftier« Mensch braucht ein Mindestmaß an Bewegung und Anstrengung, um seinen Körper gesund und funktionsfähig zu erhalten. Schon eine mittlere Belastung, die einen bestimmten Schwellenwert überschreiten muß, reicht aus, um deutliche physiologische Verbesserungen zu erreichen – eine Steigerung der »Vitalkapazität«.

Bewegung und maßvoller Ausdauersport stärken das Immunsystem, die körpereigenen Abwehrkräfte gegen Krankheiten, sogar gegen Krebs, wie eine neuere Studie an der Universität Köln zeigte: An Brustkrebs erkrankte Frauen schwammen oder paddelten etwa eine Stunde pro Tag während der Nachsorgephase und verbesserten die Leistungsfähigkeit ihres Immunsystems deutlich. Andere epidemiologische Studien zeigten, daß sportlich »moderat trainierte« Menschen wesentlich weniger an Krebs erkranken als sportlich inaktive. Körperliche Bewegung bewirkt eine Zunahme der Immunzellen und steigert gleichzeitig ihre Funktionsfähigkeit.

Der Paderborner Immunologe Heinz Liesen vergleicht die Stimulation des Körpers durch maßvollen Sport mit einer leichten

Impfung, denn die Fähigkeit des Immunsystems, zwischen »selbst« und »fremd« zu unterscheiden, werde verbessert. Außerdem würden die Abwehrzellen auch in die Lage versetzt, Schäden wie arteriosklerotische Veränderungen oder Krebszellen besser als Fremdkörper zu erkennen und auszuschalten.

Der bewegte Körper hilft der Psyche

In zahlreichen Untersuchungen bei Teilnehmern an Fitness-Programmen mit dem Schwerpunkt Joggen stellte sich heraus, daß unabhängig von Alter und Geschlecht innerhalb von zehn Wochen bei den Teilnehmern eine deutliche Zunahme der Intelligenztestwerte gemessen werden konnte. Für dieses Ergebnis scheint vor allem die durch regelmäßiges Laufen steigende Konzentrationsfähigkeit verantwortlich zu sein, darüberhinaus aber auch die erheblich verbesserte Sauerstoffversorgung des Gehirns.

Körperliche Aktivität beeinflußt jedoch nicht nur das Denken und die Intelligenz. Bewegung ist auf vielfältige Weise mit der Stimulierung und Dämpfung von Stimmungen und Gefühlen verknüpft. Unser Gefühlshaushalt, also unsere »innere Bewegung« durch Emotionen und Stimmungen, scheint in so hohem Maße von muskulärer Bewegung abzuhängen, daß sportliche Betätigung allmählich in den Rang einer Wunderdroge erhoben wird: »Stellen Sie sich eine Medizin vor, die so mächtig ist, daß sie die Gehirnchemie verändern kann, so vielseitig, daß sie eine ganze Reihe von psychischen Problemen verhindern oder lindern kann, so sicher, daß sie fast ohne Nebenwirkungen ist, wenn sie maßvoll eingenommen wird, und so billig, daß sie sich jeder leisten kann. Diese Wunderdroge ist körperliche Aktivität«, schreibt der Psychiater Robert Hales. Mit körperlicher Aktivität meint er vor allem aerobische Sportarten, also Ausdauerübungen, die den Kreislauf und die Sauerstoffversorgung des Körpers verbessern. Am besten dokumentiert sind bisher die positiven Auswirkungen von wohldosierten Laufprogrammen auf depressive Verstimmungen und

Angstzustände, die beiden verbreitetsten psychischen Probleme unserer Zeit.

In einer prototypischen Studie hat der Psychiater John Greist von der University of Wisconsin drei Gruppen von Patienten gebildet, die unter neurotischen Depressionen litten. Die erste Gruppe unterzog sich einer zeitlich begrenzten, die zweite einer zeitlich unlimitierten Psychotherapie, die dritte Gruppe begann ein Laufprogramm, wobei unter Anleitung von Trainern auf ein langsames, ausdauerndes und nicht überanstrengendes Laufen geachtet wurde. Schon nach einer Woche zeigten sich deutliche positive Wirkungen des Laufprogramms, und nach drei Wochen waren bei den meisten die Depressionssymptome völlig verschwunden. Im Vergleich zu den Psychotherapien schnitt das Laufen nicht nur gleich gut ab, gegenüber der Langzeittherapie erwies es sich sogar als die langfristig bessere Methode. Die heilsame Wirkung des Laufens während des Versuchsprogrammes scheint die Teilnehmer so überzeugt und befriedigt zu haben, daß die meisten von ihnen bei einer Nachuntersuchung zwei Jahre später immer noch regelmäßig liefen.

Eine ganze Reihe weiterer Untersuchungen hat diese Ergebnisse bestätigt: Mäßige aerobische Übungen verbessern die psychische Befindlichkeit von Depressiven deutlich. Bewegung wirkt jedoch nicht nur heilsam bei bereits vorhandenen psychischen Problemen, sondern offenbar auch vorbeugend – bei regelmäßig Sporttreibenden werden geringere Stimmungsschwankungen und eine bessere emotionale Ausgeglichenheit registriert. In größeren epidemiologischen Untersuchungen zeigt sich, daß bei »Normalen« die Zahl und die Häufigkeit von Verstimmungen, Ängsten und Traurigkeit umgekehrt proportional zu dem Grad ihrer körperlichen Fitness abnahm.

Es scheint, als ob ein Mindestmaß an körperlicher Bewegung und Aktivität die biologische Vorbedingung für psychische Gesundheit und Ausgeglichenheit ist – zumindest vermag ein ausreichend trainierter Körper der Seele bei der Überwindung »ihrer« Probleme zu helfen. Ein Mindestmaß an physischer Fitness wirkt wie ein Puffer in Zeiten, in denen emotionale Konflikte, Ängste und Depressionen der Psyche zu schaffen machen. Eine wachsende Zahl von Psychotherapeuten macht sich diese Erkenntnis zunutze und kombiniert die »Redekur« mit körperlichen Aktivitäten wie etwa Joggen.

Welche psycho-physiologischen Mechanismen machen den Körper zum Therapeuten der Seele? Wie kann beispielsweise ein halbstündiger Dauerlauf zum »Stimmungsaufheller« werden? Auf keinen Fall kann ein solcher therapeutischer oder vorbeugender Lauf den kurzfristigen Endorphin-Rausch bewirken, der als »Runners High« in die Literatur eingegangen ist. Erst bei exzessiver körperlicher Aktivität, etwa bei einem Marathonlauf, kommt es zu einer ausreichenden Ausschüttung dieser körpereigenen Opiate, welche die rauschähnlichen Glücksgefühle erzeugen. Durch mäßiges und langsames Laufen, durch Haus- und Gartenarbeit können solche psychophysischen »Gipfelerlebnisse« nicht herbeigeführt werden. Diese rauschhaften und offenbar auch süchtig machenden Endorphin-Orgien sind auch gar nicht im Sinne einer auf langfristige, emotional ausgleichende Wirkung programmierten körperlichen Aktivität.

Aber auch mäßige Bewegung verbessert die körpereigene Chemie, indem sie beispielsweise einen Mangel an Norepinephrin, Dopamin und Serotonin ausgleicht, der ein Merkmal für depressive Zustände ist. Eine Dauerbelastung von Muskeln, Herz und Kreislauf, schweißtreibender Sport also, verringert die Natriumkonzentration im Körper. Dieses Salz kann die Wirkung der körpereigenen, stimmungshebenden Opiate blockieren, wenn es in zu hohen Konzentrationen in den Körperflüssigkeiten enthalten ist. Indem es durch Schwitzen ausgeschwemmt wird, haben diese Opiate eine bessere Chance, unsere Stimmung und Befindlichkeit zu verbessern.

Der Psychologe Richard Dienstbier von der University of Nebraska hat beobachtet, daß Sportler in Streßsituationen sehr viel ruhiger und »cooler« reagieren als gesunde, aber untrainierte Menschen. Seine Erklärung: Regelmäßige körperliche Übungen bereiten den Körper auf Streß vor – paradoxerweise deshalb, weil sie selbst eine Form von Streß darstellen. Aerobische Aktivitäten erzeugen nämlich dieselben physischen Symptome, wenn auch in geringerem Maße: beschleunigter Herzschlag, erhöhter Blutdruck, Schwitzen, Muskelkontraktionen und so weiter. Es scheint, als ob der Körper durch den Sport für Streß in gewisser Weise »konditioniert« wird. Die regelmäßige aerobische Bewegung läßt ihn offenbar Streßhormone speichern, die dann in ausreichendem Maße vorrätig sind, wenn wir in eine Streßsituation geraten – der Körper muß dann beispielsweise nicht mehr so viel Norepinephrin in kürzester Zeit produzieren.

Allerdings ist auch hier ein bestimmtes Maß angezeigt, wenn Ehrgeiz und Leistungsdenken die sportliche Aktivität dominieren, wird während des Trianings ein Übermaß an Norepinephrin produziert, mit schädlichen Folgen für den Körper, vor allem für das Herz. In einem Experiment mit Joggern zeigte sich, daß sie fast die doppelte Menge dieses Streßhormons produzierten, wenn sie während des Laufens an leistungsbezogene Worte dachten wie »schneller«, »reiß dich zusammen« und ähnliches. In einer anderen Gruppe, deren Denken um nicht-leistungsbezogene Worte kreiste (»gleichmäßig« oder »nur nicht zu schnell«) blieb die Produktion von Norepinephrin in normalen Grenzen.

Die mentale Einstellung während des Laufens spielt demnach eine große Rolle für die Körperchemie, Laufen ist nicht gleich Laufen. Als günstig und gesundheitsförderlich hat sich entspanntes, relativ langsames und gleichmäßiges Joggen erwiesen. Daß sich viele Menschen zwar von der Fitness-Welle erfassen ließen, eine Zeitlang auch versucht haben, sich körperlich zu betätigen, dann aber frustriert und erschöpft die Laufschuhe wieder in die Ecke geworfen haben, mag vor allem darauf zurückzuführen sein, daß sie sich bei ihren Bewegungsversuchen überfordert haben und nicht in den Genuß der wohltuenden und heilsamen Wirkungen der körperlichen Betätigung gekommen sind. Sie wollten zu viel zu schnell erreichen, und nach Einschätzung von Herbert Benson haben sie ihren jeweiligen Sport zu leistungsorientiert und zu körperzentriert betrieben. Er schlägt deshalb vor, die körperliche Aktivität mit mentalen Entspannungsübungen zu kombinieren und so den optimalen leib-seelischen Entspannungszustand zu erreichen. Das bedeutet, während der sportlichen Übung die Gedanken zu fokussieren und in einen meditativen Zustand zu gelangen:

»Normalerweise läuft man los, und der ganze Tag mit seinem Streß und seinen Problemen geht einem durch den Kopf, der Ärger im Büro, der Streit zu Hause und so weiter. Nach ein paar Kilometern erst übernimmt dann endlich der Körper den Rhythmus des Laufens. Aber wenn man losläuft, nicht nur um zu laufen, sondern von Anfang an alle Alltagsgedanken ausschließt, indem man sich auf die Wiederholung eines Wortes konzentriert, es bei jedem Schritt wiederholt, tritt die Entspannungsreaktion gleich ein.«

Laufe, staune – gute Laune

In seinem bahnbrechenden Buch »The Biopsychology of Mood and Arousal« *(Die Biopsychologie von Stimmung und Erregung)* entwirft der Psychologe Robert E. Thayer ein Körper-Psyche-Modell, das auf der engen Wechselbeziehung zwischen Muskelaktivität und psychischen Befindlichkeiten aufbaut. Stimmungen und Gefühle, die unser Leben färben und maßgeblich beeinflussen, sind im wesentlichen von zwei körperlichen Erregungszuständen abhängig und werden von ihnen geformt: von der energetischen und der angespannten Erregung.

Damit sind zum einen die energetisierenden, beflügelnden Affekte gemeint, zum anderen die eher negativ empfundene Anspannung, die Körper und Psyche verkrampft und lähmt. So ist die Depression beispielsweise gekennzeichnet durch ein Muster aus reduzierter Energie und erhöhter Spannung. Stimmungen und Gefühle sind das Produkt zweier körperlicher Mechanismen, die antagonistisch wirken, aber eng mit dem muskulären System zusammenhängen und deshalb auch über dieses System beeinflußbar sind. Thayer konnte zeigen, daß mäßige körperliche Anstrengung drei wesentliche Veränderungen im Gefühlshaushalt bewirken kann:
1. einen energetisierenden Schub,
2. Spannungsabbau,
3. Zunahme positiver Einstellungen wie Optimismus, Selbstvertrauen und so weiter.

Diese Folgen mäßiger körperlicher Aktivität sind so deutlich und regelmäßig zu beobachten, daß sie wahrscheinlich ein elementares biologisches Prinzip darstellen, ein Selbstverstärkungsprogramm. Anders ausgedrückt: Innerhalb weiter Grenzen ist Bewegung – in der Form mäßiger sportlicher Betätigung – eine angeborene angenehme Empfindung.

Die stimmungsverbessernde Wirkung von Bewegung ist am deutlichsten dann zu beobachten, wenn eine körperliche Aktivität auf eine längere Phase körperlicher Passivität folgt. Langes Stillsitzen und Bewegungsmangel sind die »Folie«, vor der die energetisierende und vitalisierende Kraft der Bewegung am besten sichtbar wird. Eine Reihe von Faktoren kann die positive Wirkung von Bewegung jedoch beeinflussen – beispielsweise wird sie nicht als angenehm, stimmungsaufhellend und erfrischend empfunden, wenn jemand erschöpft ist und sich ausgebrannt fühlt. Auch die Tageszeit spielt eine wichtige Rolle, ebenso wie der Zeitpunkt, an dem man zuletzt etwas gegessen hat.

Welche körperlichen und psychischen Auswirkungen Bewegung hat, hängt aber auch von ihrem Intensitätsgrad ab. Während mäßige Bewegung wie flottes Spazierengehen, langsames Laufen, Schwimmen oder Radfahren die genannten Effekte zeitigt, bewirkt eine intensivere aerobische Betätigung zunächst eine starke Ermüdung, die aber auch von deutlicher Spannungsreduzierung begleitet wird. Der energetisierende »Aufschwung« folgt erst etwa eine Stunde später. Außerdem spielt es eine Rolle, wie trainiert ein Körper bereits ist, auf welchem Fitness-Sockel also die körperliche Aktivität stattfindet.

Aber körperliche Bewegung hat nicht nur unmittelbare Auswirkungen auf Stimmung und Wohlbefinden, sie ist Teil eines weitergreifenden Selbstregulierungsprogramms des Körpers. Schon zehn Minuten flotten Gehens vermindern bei starken Rauchern nicht nur die Gier nach einer Zigarette, im Vergleich zu einer Kontrollgruppe von ebenfalls Nikotinsüchtigen halbierte sich ihr Zigarettenkonsum in der folgenden Stunde. Thayer führte dieses Experiment mit Rauchern durch, die etwa zwei Schachteln pro Tag konsumierten. Aber es ging ihm zunächst nicht darum, ein Anti-Sucht-Programm zu entwickeln, auch wenn die Ergebnisse dafür sprachen, daß das Gehen ein taugliches Entwöhnungsprogramm ist. Das primäre Ziel dieses Experiments bestand darin, nachzuweisen, daß Menschen in periodischen Abständen versuchen, ihre Stimmung und Befindlichkeit aktiv zu beeinflussen. Sie sind also viele Male am Tag dabei, ihre Stimmungen und Gefühle zu registrieren und gegebenenfalls in die gewünschte Richtung zu »korrigieren«. Sie tun dies, indem sie die beiden wichtigsten Indikatoren für den allgemeinen Gefühlspegel zu beeinflussen versuchen: zum einen, indem sie einen Energieabfall ausgleichen, zum anderen, indem sie Spannung abbauen. Dabei bedienen sie sich einer Vielfalt von Hilfsmitteln – von Kaffee, koffeinhaltigen Getränken, Alkohol, Nikotin oder Süßigkeiten bis hin zu einem Schwatz mit anderen Menschen, Fernsehen oder dem Versuch, die Gedanken verstärkt zu kontrollieren.

Das Rauchen ist ein markantes Beispiel dafür, wie ein Genußmittel zur Stimmungsregulation eingesetzt wird. Nikotin hat eine Doppelwirkung: Es steigert die Erregung des zentralen Nervensystems und entspannt die Muskulatur. Für diese kurzfristig als positiv empfundene Wirkung nehmen Raucher die langfristigen schädlichen Nebenwirkungen in Kauf. Spektakulär an Thayers Experimenten ist das Ergebnis, daß die Tauglichkeit von kurzen körperlichen Aktivitäten als »Ersatz« für Nikotin bei der Selbstregulation von Stimmungen und Gefühlen nachgewiesen werden konnte. Zumindest partiell konnten zehnminütige stramme Spaziergänge das Rauchen als Stimmungsaufheller ersetzen, denn dieselben positiven Wirkungen wurden auch ohne Zigaretten erreicht. Und die Nebenwirkungen dieses »Ersatzes« sind im Gegensatz zum Nikotin ausschließlich positive.

Süßigkeiten wie Schokoladenriegel, Eiskrem, Kuchen und ähnliches sind ebenfalls beliebte Stimmungsregulatoren, die zwar nicht ganz so verheerende Nebenwirkungen haben wie das Rauchen, aber auch sie schädigen den Körper langfristig, wenn sie als häufiges Hilfsmittel bei der Aussteuerung von Stimmungen verwendet werden. Der »Erfolg« von Süßigkeiten beruht vor allem darauf, daß sie schon sehr kurzfristig einen deutlichen Energieanstieg verschaffen und so die Gefühlslage positiv beeinflussen. Allerdings hält diese Wirkung nur sehr kurz vor, schon eine Stunde nach dem Genuß der Süßigkeiten fällt die Energie stark ab, sogar unter das Niveau, das vor dem Konsum der Süßigkeit bestand. Gleichzeitig nimmt die Spannung stark zu, so daß ein erneutes starkes Bedürfnis nach Gefühlsregulation aufkommt – und wahrscheinlich wieder mit dem gleichen Stimmungsmoderator befriedigt wird.

Aber was für die Raucher galt, ist auch für die »Süßen« wirksam: Süßigkeitssüchtige konnten ihre Gier in einem dreiwöchigen Experiment stark drosseln, indem sie mehrmals täglich flotte Fünfminutenspaziergänge machten. Diese mäßige körperliche Betätigung reichte aus, um ihr Energieniveau deutlich anzuheben und ihren Süßigkeitskonsum zu halbieren. Die Ergebnisse dieser Experimente sind in zweierlei Hinsicht bedeutsam. Zum einen konnte gezeigt werden, daß ein vernünftigerer Umgang mit langfristig schädlichen Genußmitteln als bevorzugten Stimmungsmoderatoren möglich ist, und zum anderen konnte auch der enge Zusammenhang zwischen Stimmungen und körperlicher Bewegung bewiesen werden. Gefühle und Stimmungen hängen in hohem Maße von der Physiologie des Körpers ab, sie repräsentieren seine Befindlichkeit und sind sehr viel mehr, als uns meist bewußt ist, von den jeweiligen Körperzuständen abhängig.

Der Wert von Bewegung und sportlicher Aktivität für Körper und Seele ist hinlänglich dokumentiert. Dennoch bleibt die Frage: Wenn Bewegung solche positiven Auswirkungen hat, wenn sogar schon zehnminütige Spaziergänge deutlich die Stimmung heben, wenn Intelligenz, Selbstwertgefühl und Gesundheit so eindeutig gesteigert werden können, warum wird diese Universalmedizin so wenig genommen? Warum ziehen allzu viele Menschen andere Mittel zur Selbstregulation vor und verschaffen sich Energie und Entspannung mit eher ungesunden Hilfsmitteln? Mit anderen Worten: Warum sind wir so faul?

Der Gedanke, sich aufzuraffen und zu laufen oder sich sonst körperlich zu betätigen, wird von vielen als eher negativ empfunden – besonders wenn sie gerade etwas müde oder energiearm sind. Bewegung kostet zunächst weitere Energie, und diese

»Vergeudung« wird gemieden – die antizipierte Anstrengung schreckt ab. Die angenehme, entspannende und energetisierende Wirkung selbst mäßiger Aktivität muß erst mehrfach »am eigenen Leibe« erfahren werden, damit daraus eine Gewohnheit werden kann. Ein zweiter Grund besteht darin, daß die kurzfristige Wirkung intensiver Bewegung – schnelle Ermüdung und Erschöpfung – als aversiv erlebt wird. Diese Erfahrung, die viele Fitness-Willige schon gemacht und in ihren Köpfen gespeichert haben, führt dazu, daß die Fitness-Clubs und Sportvereine ihre Trainingsräume überbuchen können, weil sie sehr viel mehr Mitglieder als aktiv Trainierende haben. Muskelkater und Gelenkschmerzen nach solchen kurzen, schnellen Exzessen tun ein übriges.

Die Psychologie des Lernens beweist, daß es die kurzfristigen positiven Effekte sind, die ein Verhalten stabilisieren und über längere Zeit aufrechterhalten. Deshalb sind die mäßigen sportlichen Übungen, die in den meisten therapeutischen und vorbeugenden Programmen vorgeschlagen werden, potentiell besonders gewohnheitsbildend, denn sie ermöglichen es, die »guten Seiten« der Bewegung *sofort* zu erleben. Abstrakte, in weiter Ferne liegende Ziele wie »kardiovaskuläre (Herz und Gefäß betreffende) Fitness« oder »deutliche Gewichtsabnahme« sind nicht geeignet, gesundheitsfördernde Bewegung zu motivieren – mögen sie noch so vernünftig und überzeugend erscheinen. Ein »Einstieg« in mäßige, lustbetonte und nicht überfordernde körperliche Aktivität ist wesentlich leichter, vor allem weil die stimmungshebende Sofortwirkung erfahren werden kann.

Um in den Genuß der langfristigen, heilsamen und persönlichkeitsstärkenden Wirkung von regelmäßiger sportlicher Aktivität zu kommen, um also auch langfristig Körpergefühl und Körperbewußtsein steigern zu können, ist die Beobachtung des eigenen Gefühlshaushaltes, seiner Stimmungen und Schwankungen ein idealer Ausgangspunkt. Statt unbewußt und meist ungesund Energetisierung und Entspannung zu regulieren, können wir auf unerwünschte und unangenehme Gefühlszustände mit einer immer verfügbaren, natürlichen und gesunden Medizin bewußt reagieren – mit Bewegung.

Regelmäßige Bewegung und Belastung des Körpers wirken sich jedoch nicht nur aktuell auf Gesundheit und Wohlbefinden aus, sie sind vor allem auch ein Vorbeugeprogramm gegen das vorzeitige Altern. Im mittleren Lebensalter werden für die meisten Menschen die ersten körperlichen Anzeichen des Alterungsprozesses immer deutlicher. Verminderte Leistungsfähigkeit und nachlassende Kondition, Verschleißerscheinungen aller Art und chronische Beschwerden sind Signale dafür, daß die biologische Lebenskurve nun unweigerlich abfällt. Wie schnell und wie steil sie jedoch in die Zone der Gebrechlichkeit und des Greisentums hinunterzielt und in welchem Tempo die wichtigsten Körperfunktionen degenerieren, hängt von zwei Faktoren ab: von unserer genetischen Mitgift, also der ererbten Disposition für körperliche Veränderungen, Krankheiten und Alterungsprozesse, und von unserem Lebensstil. Erstere können wir nicht beeinflussen, letzteren jedoch in hohem Maße. Selbst wenn unsere biologische »Grundausstattung« weniger günstig ist und wir hinsichtlich Krankheiten und Lebensalter erheblich vorbelastet sind, ist dieses Erbe nicht Schicksal. Durch bewußte Gestaltung des Lebensstils und durch Herausbildung gesunder Gewohnheiten läßt sich der Alterungsprozeß erheblich verlangsamen. Oder, um es in der Sprache derjenigen zu formulieren, die den Körper als eine Art Maschine ansehen: Ein gut gewarteter und gepflegter Volkswagen-Käfer läuft und läuft und läuft länger und »runder« als ein hochgezüchteter und malträtierter Ferrari.

Bewegung als Altersbremse

Der körperliche Abbau und viele typische Alterskrankheiten lassen sich verlangsamen, stoppen und teilweise sogar umkehren, wenn wir zehn beeinflußbare Körperfunktionen im Auge behalten und zeitig, also bereits in der Jugend und den mittleren Jahren, eine gezielte Vorsorge für Vitalität und Gesundheit betreiben. Diese zehn Funktionen haben der Ernährungswissenschaftler William Evans und der Mediziner Irwin H. Rosenberg als »Biomarker« beschrieben. Biomarker sind die entscheidenden Indikatoren für den Gesamtzustand des Körpers. Wie leistungsfähig und gesund er ist und bleibt, wie vital und aktiv wir uns fühlen, hängt davon ab, auf welchem Niveau die Biomarker funktionieren.

Traditionelle Vorstellungen über Altersnormen haben oft zur fatalistischen Akzeptanz von Gebrechlichkeit und Krankheiten (wie etwa Altersdiabetes) geführt. Das Bild des Alters und des Alterns ist jahrtausendelang geprägt worden von Siechtum und Schwäche; vitale Alte sind lange Zeit seltene, beneidete und bewunderte Ausnahmen geblieben. Evans und Rosenberg sehen als das zentrale und alle Körperfunktionen negativ beeinflussende Alterssyndrom die Sarkopenie (griech. *sarko* = Fleisch, Körper, *penia* = Schwund, Mangel) an. Sarkopenie bedeutet, daß sich im alternden Körper das Verhältnis von Muskelmasse zu Fettgewebe dramatisch zugunsten des letzteren verändert.

Eine körperlich inaktive Lebensweise ohne größere Anstrengungen ist der Hauptgrund für Muskelschwund und Verfettung gleichermaßen. Diese Entwicklung läßt sich jedoch aufhalten, anders als etwa die altersbedingte Schwächung der Sinne (Hören, Sehen, Schmecken) oder andere Verluste (Haare, Elastizität der Haut). Körperliche Aktivität ist der zentrale Faktor bei der Entstehung oder Verhinderung des krank und alt machenden Fett–Muskel-Verhältnisses. Die Erhaltung von Muskelmasse durch regelmäßige körperliche Bewegung erweist sich als biologische Altersbremse, sie beeinflußt die zehn zentralen Vitalfunktionen des Körpers:

Die Muskelmasse: Adipöses Gewebe, also Fett, ist inaktives, »totes« Gewebe, das am Stoffwechsel des Körpers nicht beteiligt ist und ihn nur belastet. Es ist – heute obsolet gewordenes – Vorratsfett, das wir nicht mehr für Hungerszeiten benötigen. Im Gegenteil: Unser Konto auf dieser Kalorienbank wächst immer weiter... Muskeln dagegen gehören zu dem biologisch aktiven Teil des Körpers, sie bestimmen unseren Metabolismus (Stoffwechsel) in hohem Maße, denn sie verbrauchen Energie (Kalorien). Bereits im jungen Erwachsenenalter beginnt diese Muskelmasse jedoch zu schwinden und wird in den meisten Fällen durch Fettgewebe »aufgewogen«. In jedem Jahrzehnt, beginnend mit

30 Jahren, verlieren wir etwa drei Kilogramm Muskeln, nach 45 Jahren beginnt sich der Muskelabbau noch zu beschleunigen – wenn wir diesen »natürlichen« Abbau nicht stoppen. Und das läßt sich, ganz simpel, durch Muskeltraining erreichen.

Die Kraft: Ungeübte Skelettmuskulatur degeneriert. Die motorischen Nerven, die die Muskeln an das Zentralnervensystem »anschließen«, verkümmern, ganze Muskel-Nerven-Einheiten unseres Körpers verschwinden. Zwischen dem dreißigsten und dem siebzigsten Lebensjahr nimmt die Zahl unserer ursprünglichen Muskelsysteme im Oberschenkel beispielsweise um 20 Prozent ab. Vor allem die kurzen, für schnellkräftige Aktivitäten notwendigen Muskelfasern sind von diesem Abbau betroffen. Entsprechend schwindet die gesamte Körperkraft immer mehr, unsere Bewegungen verlangsamen sich, und wir sind von Jahr zu Jahr weniger leistungsfähig. Diese beiden ersten Vitalgrößen, die Muskelmasse und die Körperkraft, wirken wie Dominosteine in einer fatalen Entwicklung. Sie tragen in vielfältiger Weise zum Erscheinungsbild des von Gebrechen und Schwäche gezeichneten Alterns bei: Der Stoffwechsel erfolgt langsam, das Körperfett wächst, die aerobische Kapazität nimmt ab, die Knochendichte wird schwächer und so weiter. Aber Muskelmasse und Kraft können erhalten bleiben, sie können sogar wiederhergestellt werden, wenn sie bereits geschwunden sind. In zahlreichen Versuchen konnte nachgewiesen werden, daß intensives Muskeltraining bei älteren Menschen erstaunliche, lange Zeit für unmöglich gehaltene Muskelzuwächse bewirkt.

Der Grundumsatz: Mit Grundumsatz werden die chemischen Prozesse im Körper bezeichnet, die Körpergewebe aufbauen oder zerstören und dabei Energie freisetzen und Wärme erzeugen. Der Grundumsatz gibt an, wie aktiv dieses System im Ruhezustand ist, wie viele Kalorien wir also verbrennen, wenn wir nichts tun. Schon im Alter von 20 Jahren beginnt die Leistungsfägigkeit des Metabolismus um zwei Prozent pro Dekade abzufallen. Es kommt also darauf an, durch Muskelbildung diesem Leistungsabbau des Körpers entgegenzuwirken und ihn zu befähigen, Kalorien zu verbrennen.

Der Anteil des Körperfetts: Im Alter von 25 Jahren beträgt der

Anteil des Fettgewebes bei Frauen etwa 25 Prozent des Körpergewichtes, bei Männern 18 Prozent. Im Alter von 65 Jahren nimmt der Fettanteil stark zu, für Frauen steigt er auf 43 Prozent, für Männer auf 38 Prozent. Diese Werte gelten für eine sitzende, körperlich inaktive Lebensweise. Der Körperfettanteil kann und sollte deutlich reduziert werden, vor allem Fett, das sich oberhalb der Hüften sammelt, ist langfristig gesundheitsgefährdend. Es reicht jedoch nicht aus, die Kalorienmenge zu reduzieren, also weniger zu essen und Diät zu halten, um diesen Fettzuwachs zu bremsen – der Grundumsatz und damit die Effektivität des Körpers beim Fettabbau wird vor allem durch Muskeltraining erhöht.

Die aerobische Kapazität: Sie bezeichnet die Fähigkeit des Körpers, Sauerstoff innerhalb eines bestimmten Zeitraums zu verarbeiten. Je mehr und je schneller die Lungen und das Herz-Kreislauf-System unseren Körper mit Sauerstoff versorgen, desto gesünder sind wir. Die aerobische Kapazität des Körpers wird üblicherweise auf Laufbändern oder stationären Fahrrädern bei maximaler körperlicher Dauerbelastung gemessen: Wieviel Liter Luft verarbeiten die Lungen pro Minute, wie schnell pumpt das Herz sauerstoffangereichertes Blut durch den Körper? Die aerobische Kapazität sagt sehr viel über die kardiovaskuläre Fitness eines Menschen aus und ist ein guter ganzheitlicher Gesundheitsindikator. Diese Fitness nimmt normalerweise schon ab dem Alter von 20 Jahren ab. Die Leistungsfähigkeit des Herzmuskels läßt sich mit einer einfachen Formel berechnen: 220 minus Lebensalter. Ein Zwangzigjähriger kann also noch 200 Herzschläge pro Minute »produzieren«, ein Sechzigjähriger noch 160. Auch diese Abwärtsentwicklung läßt sich aufhalten – durch Dauerbelastungen wie Laufen, Schwimmen oder Wandern.

Die Blutzuckertoleranz des Körpers: Mit fortschreitendem Alter nimmt die Fähigkeit des Körpers ab, Blutzucker aufzunehmen und zu verarbeiten, eine Entwicklung, die uns aber kaum auffällt, da sie keine erkennbaren Symptome mit sich bringt. Dennoch steigt der Blutzuckergehalt an, und er führt nicht selten zur »typischen« Alterskrankheit Diabetes (Typ-2-Diabetes).

Die schleichende Verschlechterung der Blutzucker-Toleranz mit zunehmendem Lebensalter hat verheerende Auswirkungen: Sie verursacht höheren Blutdruck, Herzerkrankungen oder einen höheren Cholesterinspiegel. Das Diabetesrisiko kann durch Muskeltraining stark gemindert werden. Erschlaffte Muskeln können nicht mehr auf das Insulin, das von der Bauchspeicheldrüse ausgeschüttet wird, reagieren. Dieses Hormon stimuliert normalerweise Muskeln und läßt sie in verstärktem Maße Blutzucker speichern (in Form von Glykogen) oder »verheizen«. Je mehr Muskeln vorhanden sind, desto besser gelingt es dem Körper, Blutzucker abzubauen und die gefährlichen Folgen der altersbedingten Zuckertoleranz zu verhindern.

Das Cholesterin-HDL-Verhältnis: Das Verhältnis von »schlechtem« Cholesterin zum »guten« Lipoprotein *(High density Lipoprotein)* ist eine besonders wichtige Vitalgröße: Es kommt darauf an, daß der Anteil der »guten« ungesättigten Fettsäuren im Blut hoch ist, weil diese die gefährliche Plaquebildung aufhalten und wie ein Reinigungsmittel für die Blutgefäße wirken. Im mittleren Lebensalter sollte das Verhältnis bei 4,5 oder niedriger liegen (errechnet als Quotient aus dem Gesamtcholesterinspiegel geteilt durch HDL-Cholesterinanteile). Ein niedriger Gesamtcholesterinspiegel ist *per se* noch nicht gesundheitsförderlich, wenn der Anteil des »guten« HDL zu niedrig ist. Zum Beispiel: Der an sich niedrige Wert von 147 für den Gesamtcholesterinspiegel bleibt dennoch gefährlich, wenn ihm nur ein HDL-Wert von 22 gegenübersteht. Denn der Quotient beträgt fast sieben, liegt also deutlich über der gesundheitsverträglichen Marke. Körperliches Training ist das wirksamste Hilfsmittel, um dieses Verhältnis günstig zu gestalten. Denn eine bewußte und fettarme Ernährung allein kann noch nicht den Anteil des »guten« Cholesterins erhöhen.

Der Blutdruck: Erhöhter Blutdruck gilt als schleichende Killerkrankheit in den Industriegesellschaften. Und da diese Erkrankung fast ohne Symptome zunimmt, ist vielen Menschen nicht bewußt, daß sie bereits darunter leiden. Der Blutdruck wird in zwei Werten gemessen: systolisch und diastolisch. Der systolische Blutdruck bezeichnet den Druck, den das Blut auf die

Arterienwände ausübt, wenn das Herz sich kontrahiert. Der diastolische Blutdruck stellt die winzige Pause dar, die zwischen zwei Herzschlägen auftritt. Ist der systolische Druck zu hoch, so ist die Pause für die Arterienwände zu kurz, und der allmähliche Verschleiß wird beschleunigt. Als normal gelten systolische Werte von unter 140, diastolische Werte unter 85. Der Blutdruck kann durch regelmäßige körperliche Bewegung günstig beeinflußt werden.

Die Knochendichte: Knochen werden im Alter schwächer und brüchiger, eine Folge des natürlichen Mineralienverlustes. Wenn dieser Verlust allzu groß wird, kann er zur Osteoporose (Schwund des festen Knochengewebes) führen. Eine kalziumhaltige Diät ist ein Weg, um diesen Abbau zu stoppen, die Belastung der Knochen durch körperliche Aktivität ein anderer, der in seiner Wirksamkeit weitgehend unterschätzt wird. In zahlreichen Untersuchungen konnte gezeigt werden, daß die Knochendichte und -stabilität erhalten bleiben, wenn die entsprechenden Knochen- und Muskelgruppen belastet werden. Die Knochen im Tennisarm eines Tennisspielers sind beispielsweise weitaus kräftiger und dichter als im anderen Arm, der weniger belastet wird. Wahrscheinlich begünstigt die körperliche Belastung die Fähigkeit des Knochens, Kalzium aufzunehmen und sich so zu stabilisieren.

Die Regulation der Körpertemperatur: Unser Körper verfügt über eine Art Thermostat. Er kann effektiv auf äußere Temperaturschwankungen reagieren und die interne Körpertemperatur bei etwa 37,5 Grad Celsius stabilisieren. Durch Schwitzen beugen wir der Überhitzung vor, durch Zittern oder Bewegung verhindern wir Unterkühlung. Diese Thermoregulation funktioniert mit zunehmendem Alter immer schlechter. Vor allem die Funktionstüchtigkeit der Nieren nimmt ab, was die Regulierung des inneren Wasserhaushaltes und die Fähigkeit zum Schwitzen stark beeinträchtigt. Aber auch dieser »Biomarker« kann durch Training und körperliche Aktivität positiv beeinflußt werden. Die Steuerungsmechanismen bleiben eher intakt, wenn regelmäßig trainiert und geschwitzt wird, und der Körper »lernt« seinen Wasserhaushalt zu regulieren. Gleichzeitig verlieren »geübte Schwitzer« weniger lebenswichtige Körpersalze, wenn sie schwitzen. Ihr Schweiß ist »verdünnter«, und wichtige Mineralstoffe bleiben dem Körper in höherem Maße erhalten.

Bewegung ist mehr als kompensatorische Fitnessprogramme, mehr als lästige Notwendigkeit, mehr aber auch als ein »Rest« des evolutionären Erbes unserer Stammesgeschichte als Jäger und Läufer. Bewegung ist ein integraler Bestandteil gesunder menschlicher Entwicklung und genußvollen Lebens. Erst durch Bewegung können wir unser Potential – und nicht nur das körperliche – voll entfalten. Bewegung ist eng verknüpft mit den Sinnesempfindungen und der Wahrnehmung, und der »Bewegungsspielraum«, den wir haben, ist ein meist unausgeschöpftes Reservoir an lustvollen und befriedigenden Erfahrungen. Daß wir auf diese Erfahrungen immer mehr verzichtet haben zugunsten anderer, die passiver zu haben sind, hat einen hohen Preis – nicht nur für die körperliche Gesundheit. Die »sensomotorische Amnesie«, das »Vergessen« elementarer körperlicher Erfahrungen, ist ein Verlust an Lebendigkeit.

Rätsel und Wunder:
Die Kräfte der Selbstheilung

»Spontane Remission«:
Wie häufig dürfen Wunder geschehen?

Der 52jährige Stanley G. kam mit hohem Fieber in die Klinik von West Haven im US-Bundesstaat Connecticut. Die Ärzte führten die üblichen Tests mit ihm durch, stellten schnell eine dramatische Verringerung der roten Blutzellen fest und entdeckten schließlich, daß das Knochenmark des Patienten durch und durch von Krebszellen zersetzt war. Die medizinische Diagnose lautete: myelomonozytische Leukämie. Diese Krebsart ist ein tückischer und schneller »Killer«, die Heilungschance ist gleich Null. Die behandelnde Ärztin, eine Spezialistin für Hämatologie und Onkologie, gab Stanley G. noch drei Monate, wenn eine Behandlung nicht anschlagen würde, und höchstens noch ein Jahr Lebenszeit, wenn eine Chemotherapie optimal verliefe. Gleich am nächsten Tag wurde mit dieser Chemotherapie begonnen.

Die Dosis der beiden Medikamente, die eingesetzt wurden, betrug 50 mg »q. i. d.« – das bedeutet *quater in dies*, also »viermal täglich«. Sie halfen offenbar nicht besonders, denn der Zustand des Patienten verschlechterte sich zusehends, die negative Prognose schien sich zu bewahrheiten. Dann geschah etwas Seltsames: Ein neuer Arzt übernahm nach zehn Tagen die Behandlung von Stanley G., und er begann diese Behandlung mit einem Lesefehler. Statt »q. i. d.« las er »o. d.«, was »einmal täglich« bedeutet. Der Patient erhielt also nur noch ein Viertel der ursprünglich vorgesehenen Dosis. Bei der nächsten Blutuntersuchung waren die Werte plötzlich sehr viel günstiger, und er fühlte sich insgesamt besser. Während der nächsten zwei Wochen ließ das Fieber nach, und allmählich kehrte eine gesunde Farbe ins Gesicht des Patienten zurück. Aber etwas geradezu Unglaubliches war im verkrebsten Knochenmark von Stanley G. geschehen – alle Krebszellen waren verschwunden. Wieder und wieder suchten die Ärzte mit dem Mikroskop nach Krebszellen – vergeblich. Zwei Monate später wurde der Patient als geheilt entlassen.

Stanley G. war mit einer unheilbaren, sehr weit fortgeschrittenen Krankheit gekommen, das Todesurteil stand fest, seine Behandlung bestand darin, daß er die meiste Zeit nur ein Viertel einer Medizin erhielt, die heute als fast wirkungslos gilt. Und doch hat Stanley G. nicht nur überlebt, sondern erfreut sich heute, 25 Jahre später, bester Gesundheit und erlitt niemals einen Rückfall.

Ist die Genesung dieses Patienten ein medizinisches Wunder? Wie konnte er sein Todesurteil, das statistisch feststand, in eine Heilung umwandeln? Wieviele derartiger »Wunder« ereignen sich überhaupt? Und wie erklären sich Ärzte und Wissenschaftler ein solches Ergebnis?

Die Medizin hat bis heute keine Erklärung, aber immerhin einen Begriff für derartige Fälle: Tritt eine Heilung ein, die ganz offensichtlich nicht auf die medizinische Behandlung zurückgeführt werden kann, wird also ein Patient »von selbst« gesund, dann sprechen die Ärzte von einer »spontanen Remission«. Solche Selbstheilungen sind bis heute ein unaufgeklärtes Rätsel, das viele Mediziner immer noch am liebsten unter den Teppich kehren würden, denn sie empfinden es wohl als Kränkung, wenn jemand ganz ohne ihr Zutun wieder gesund wird. Sehr häufig werden »spontane Remissionen« auch als Diagnosefehler abgetan, als Irrtümer und Artefakte.

Auch im Fall des Stanley G. bestand die erste, durchaus verständliche Reaktion in der Suche nach Fehlern: Vielleicht war die Diagnose falsch, vielleicht lag gar keine Leukämie vor. Aber dann haben sich mehrere Experten unabhängig voneinander nach sorgfältiger Prüfung aller Daten und Fakten zu dem Urteil bequemen müssen: kein Diagnosefehler. Der Mann befand sich wirklich im Endstadium einer tödlichen Krankheit.

Was bedeutet nun dieser Begriff »spontane Remission«? *Spontan* bedeutet: von selbst, ohne äußeren Zwang, Druck oder Einfluß, in Übereinstimmung mit angeborenen, inneren Bereitschaften oder Tendenzen. *Remission* bedeutet: Wiederherstellung eines früheren Zustandes, aber auch Vergebung, Aufhebung eines Urteils. Bis heute gibt es nur sehr wenige Fachveröffentlichungen über Selbstheilungen. Erst in den letzten Jahren haben einige Forscher begonnen, sich systematisch um diese »Ausnahmen« zu kümmern. Sie versuchen, sowohl ihre Häufigkeit zu erfassen als auch die zugrundeliegenden Heilmechanismen zu untersuchen. Sie weigern sich, das bislang Unerklärliche als »Wunder«, als Diagnosefehler oder als statistisches Ärgernis hinzunehmen, vielmehr sehen sie in den Fallgeschichten von spontanen Selbstheilungen eine unausgebeutete Goldmine: Wenn es herauszufinden gelingt, wie der Körper sich ganz ohne medizinische Hilfe selbst heilen kann – auch in »aussichtslosen« Fällen –, dann stünde die medizinische Wissenschaft vor einer neuen Ära.

Aber noch sind der Widerstand und das Desinteresse des medizinischen Establishments groß. Die Ängste, die wohl unbewußt bei vielen Medizinern rumoren, haben sicher viel mit dem festgefügten wissenschaftlichen Weltbild zu tun, das erschüttert werden könnte. In einem Artikel in der Zeitschrift *New Scientist* mit dem Titel »Darf die Wissenschaft Wunder zulassen?« schrieb James Hansen:

»Ein Wunder liegt vor, wenn etwas geschieht, das nicht geschehen kann. Es geht nicht um die Manifestation eines bisher unbekannten Naturgesetzes, eines, das beispielsweise wunderbare Brotvermehrung erlaubt oder das Gehen über Wasser, sondern um eine vorübergehende Suspendierung der Natur durch ein äußeres, übernatürliches Eingreifen. Denn in der Wissenschaft bestätigen Ausnahmen nicht die Regel. Forschen bedeutet, daß man wenigstens von einigen sicheren Annahmen ausgehen kann: daß die Natur erforscht werden kann und daß sie konstant ist, daß man experimentieren kann und vor allem, daß diese Experimente wiederholt werden können. Wenn die echte Möglichkeit einer überirdischen Intervention besteht – gewissermaßen als unbekannte Variable –, dann wird das ganze Kartenhaus der Wissenschaft zerschmettert.«

Zweifel und Unsicherheit angesichts unerklärlicher medizinischer Phänomene sind natürlich ein idealer Nährboden für all die selbsternannten »Heiler« und Scharlatane, die bei kranken Menschen, vor allem bei den »aussichtslosen Fällen«, falsche Hoffnungen wecken. In diesem Zwielicht ist ein neuer Tourismuszweig entstanden – Tausende fahren zu den »Geistheilern« in Brasilien oder auf den Philippinen. Aber auch bei uns tummeln sich zahlreiche Figuren, die durch Handauflegen, Hypnose oder andere mehr oder weniger esoterische Praktiken Heilung versprechen. In der Grauzone zwischen seriöser medizinischer Forschung und »alternativen Heilern« befinden sich auch jene Propagandisten des »positiven Denkens«, die ihren Patienten suggerieren, sie könnten ihre Krankheit überwinden, wenn sie nur die richtige innere, mentale Einstellung zu ihr gewinnen könnten. Der Krebsforscher und Psychotherapeut Lawrence LeShan verweist solche Ansätze, die beispielsweise auf »positiven Phantasien und Imaginationen« beruhen, in den Bereich der Quacksalberei.

Jenseits von Wunderglauben und Scharlatanerie einerseits und der fachidiotischen Ausklammerung des Themas andererseits öffnet sich nun ein neues wissenschaftliches Forschungsgebiet, dessen Erkenntnisse helfen könnten, dem Geheimnis der »spontanen Remissionen« auf die Spur zu kommen. Dabei geht es nicht nur um die hoffnungslosen Fälle, um »Wunderheilungen«, sondern um die erstaunlichen und immer noch unterschätzten Fähigkeiten des menschlichen Körpers, sich selbst zu heilen. Denn spontane Remissionen sind keineswegs für die spektakulären und seltenen Grenzfälle zwischen Leben und Tod reserviert, sie kommen tagtäglich bei allen möglichen Krankheiten vor und sind auf keine Patientengruppe beschränkt. Was geschieht im Körper, genauer und »ganzheitlicher« gefragt: was geschieht mit einem Menschen, wenn er sich erfolgreich gegen eine Krankheit wehrt? Läßt sich diese Fähigkeit zur Selbstheilung mobilisieren?

Seit etwa zehn Jahren liefert die Psychoneuroimmunologie wichtige neue Erkenntnisse über das Zusammenwirken von Gehirn und Immunsystem und somit über den Einfluß von Gedanken und Gefühlen auf das zentrale Nervensystem. Immer genauer läßt sich nachweisen, wie psychische und soziale Faktoren den Körper beeinflussen und über Gesundheit und Krankheit mitentscheiden. Die Psychoneuroimmunologie ist dabei, unser Wissen über Gesundheit und Krankheit zu revolutionieren, indem sie aus der biomedizinischen Betrachtungsweise eine biopsychosoziale macht: Am Krankheitsgeschehen und an der Heilung sind eine Fülle von biologischen *und* nichtbiologischen Faktoren beteiligt, die auf eine sehr komplexe Weise zusammenwirken. Die Rolle des Gehirns, das zentrale Nervensystem und neuerdings vor allem der Hormone und Neuropeptide wurden bisher gewaltig unterschätzt. Das Immunsystem des menschlichen Organismus ist die »Zentrale«, in der über Gesundheit, Krankheit und Heilung entschieden wird. Mit Hilfe des Immunsystem kann der Körper Abwehrkräfte mobilisieren und Krankheiten verhindern oder überwinden. Dieses System ist der »Arzt in uns«, dessen Tüchtigkeit letztlich von uns selbst bestimmt wird.

Heilungen sind im Grunde fast immer *Selbst*heilungen. Sie sind nichts anderes als die Unterstützung der angeborenen, natürlichen Heilkraft in uns, der *vis mediacatrix naturae*, von der schon die Ärzte des Altertums wußten. Eine vorläufige Erklärung von »spontanen Remissionen« bei besonders schweren Krankheiten oder gar in aussichtslosen Fällen könnte lauten: Das Immunsystem ist zu ungeahnten Leistungen fähig, es kann selbst ungünstigste Prognosen auf den Kopf stellen.

Damit ist jedoch noch nicht beantwortet, *wie* der menschliche Organismus in die Lage versetzt wird, buchstäblich über sich hinauszuwachsen und die medizinische Erfahrung und Sterblichkeitsstatistik *ad adsurdum* zu führen. Der kanadische Pathologe William Boyd, der sich schon in den fünfziger Jahren mit unerklärlichen Heilungen befaßte, weigerte sich nach wie vor, den Begriff »spontan« zu akzeptieren: »Schon kurzes Nachdenken müßte ausreichen, um uns zu überzeugen, daß es in der Biologie ebenso wie in den anderen Naturwissenschaften nichts wirklich Spontanes gibt, denn jedes Ereignis muß eine Ursache haben.« Solange wir diese Ursache nicht kennen, müssen wir die »Wunder« als Ereignis von Zufall oder Gnade betrachten, und wir können ihnen einen Namen geben, der so etwas wie eine Pseudoerklärung darstellt. Boyd schlug vor, bestimmte Krebstumore, die sich »von selbst« zurückbilden, Sankt-Peregrinus-Tumor zu nennen, nach jenem Mönch namens Peregrinus Laziosi, der vor 700 Jahren lebte und von dem berichtet wird, daß er einen Krebstumor am Fuß bekam, was eine Amputation dringend nötig machte. Am Vorabend der Operation betete Laziosi die ganze Nacht, und als er gegen Morgen in Schlaf fiel, träumte er, daß der Krebs verschwunden sei. Er erwachte – und war geheilt. Diese Wunderheilung brachte ihm die Kanonisierung ein, und er wurde zum Schutzheiligen aller Krebskranken.

Versuche, ein »Wunder« zu erklären

Hat Sankt Peregrinus durch Gebet und Glauben sein körpereigenes Immunsystem mobilisiert? Die Medizingeschichte ist voller Anekdoten und »Einzelfälle« von solchen rätselhaften und erstaunlichen Selbstheilungen. Aber erstmals in den fünfziger Jahren haben zwei Mediziner der University of Illinois in Chicago, Tilton Everson und Warren Cole, eine systematische Sammlung von Berichten über Spontanheilungen bei Krebs begonnen. Sie definierten Spontanheilungen als »teilweises oder völliges Verschwinden eines bösartigen Tumors bei gleichzeitiger Nichtbehandlung mit herkömmlichen Verfahren, die im allgemeinen als wirksam betrachtet werden«. In einem berühmten Report, der 1966 erschien, berichteten sie über 176 Fälle von Spontanheilung.

Aber auch Everson und Cole konnten den gemeinsamen Nenner von Spontanheilungen nicht finden. Zu unterschiedlich und widersprüchlich verliefen die einzelnen Krankheits- und Heilungsgeschichten. Allerdings vermuteten die beiden Forscher, daß es den Patienten irgendwie gelungen sein müsse, ihre immunologische Reaktion auf den Krebs zu mobilisieren. So gab es beispielsweise Fälle, in denen der Tumor verschwand, während der Patient an einer bakteriellen oder viralen Infektion litt und infolgedessen Fieber bekam. Diese Infektion samt Fieber hat möglicherweise eine Körperreaktion ausgelöst, welche die Krebszellen wirksam bekämpfte.

In vielen anderen Fällen lösten sich die Tumore auf, nachdem eine Biopsie (Gewebeprobe-Entnahme) durchgeführt wurde. Es kann vermutet werden, daß dieser kleine chirurgische Eingriff eine starke lokale Immunreaktion auslöst. Bei den meisten der 176 Fälle war ein solcher Eingriff der Spontanheilung vorausgegangen.

Eine dritte mögliche Ursache für Spontanremissionen scheinen hormonelle Veränderungen im Körper zu sein. So wird der Fall einer 28jährigen Frau berichtet, deren akute Leukämie spontan verschwand, als sie ein Kind gebar. Drei Monate später jedoch erlitt sie einen Rückfall. Die mit der Schwangerschaft und der Geburt verbundenen Hormonumstellungen im Körper könnten ursächlich für die zumindest vorübergehende Remission gewesen sein.

Aber auch diese erste systematische Sammlung von »Wunderheilungen« löste kaum größere wissenschaftliche Neugier aus. Das Phänomen der spontanen Remissionen wurde auch weiterhin vernachlässigt, und erst zwei Jahrzehnte später hat Edward Lewison an der John Hopkins-Universität einen Kongreß organisiert, in der noch einmal versucht wurde, das Rätsel zu entschlüsseln. Lewison nannte die Spontanremissionen ein »Flüstern der Natur«, auf das die Medizin einfach nicht hören wolle. Es gäbe etwas im menschlichen Organismus, das die Entstehung und das Wachstum von Krebs steuert, meinte Lewison, der sich vor allem auf Brustkrebs spezialisiert hat. So wüchsen einige Brustkrebse sehr schnell, andere dagegen sehr, sehr langsam. Schon diese Unterschiede in der Wachstumsgeschwindigkeit seien ein Beleg dafür, daß es hemmende und beschleunigende Faktoren im Organismus gebe, deren Identifikation wichtige Hinweise für die Heilung liefern könnte. Aber auch die Experten, die sich 1974 auf Lewisons Initiative hin trafen, fanden den »gemeinsamen Nenner« von Spontanremissionen nicht. Immerhin überwog auch bei ihnen die Ansicht, daß das Immunsystem eine zentrale Rolle spielt.

Seit einigen Jahren versucht nun das Institute of Noetic Sciences in Kalifornien die Grundlagen für ein »Remissions-Register« zu erarbeiten. Brendan O'Regan, der Leiter des Projektes, und seine Mitarbeiter haben bisher Tausende von Fallgeschichten aus der Fachliteratur gesammelt, wobei sie sich nicht nur auf Krebsremissionen beschränkten, sondern ein breites Spektrum von Krankheiten berücksichtigten, von der Tuberkulose bis zu Herzkrankheiten. Jeder Arzt, der Zeuge einer spontanen Remission wird, sollte sich in Zukunft an der Datensammlung beteiligen, eine ausführliche Fallgeschichte beisteuern und auch eine Blutprobe dieser Patienten aufbewahren.

Ein solches Remissionsregister könnte eines Tages nicht nur genaueren Aufschluß über die Wirkmechanismen und die Gemeinsamkeiten der spontanen Remissionen liefern, es würde auch ermöglichen, zunächst eine wichtige Ausgangsfrage zu klären: Wie häufig sind solche Selbstheilungen überhaupt?

Bisher gab es nur grobe Schätzungen, bei Krebs beispielsweise soll auf 80 000 Erkrankungsfälle nur ein Fall von Spontanheilung kommen. Solche Schätzzahlen verdecken jedoch die Tatsache, daß unterschiedliche Krebsarten sehr unterschiedliche Heilungschancen haben. So ist bei Lungenkrebs die Aussicht auf eine spontane Remission sehr viel düsterer (1:400 000) als etwa bei Nierenkrebs oder malignen Melanomen (bösartigen Geschwulsten). Einige Experten schätzen jedoch inzwischen, daß die Zahl der Spontanheilungen sehr viel höher ist, als bisher angenommen wurde. Wieviele solcher Selbstheilungen sich wirklich ereignen, kann wahrscheinlich nie mit absoluter Sicherheit geklärt werden. Denn viele Spontanremissionen, also Heilungen, die der Körper selbst bewerkstelligt, werden von medikamentösen und anderen Behandlungsmethoden »verdeckt« und überlagert, die vielleicht wirkungslos sind, denen aber der Heilungserfolg fälschlicherweise gutgeschrieben wird.

Gerade gegen Krebs wird im Rahmen der Chemotherapie eine Fülle von pharmazeutischen und antibiotischen Präparaten eingesetzt, so daß es im klinischen Alltag kaum einen Krebspatienten geben dürfte, der nicht behandelt wird. Dabei zeigen neuere Untersuchungen, daß die seit 1950 etwas angestiegenen

Überlebensraten für bestimmte Krebsarten vor allem auf die Früherkennung, nicht aber auf die Behandlung zurückzuführen sind. Der Verdacht ist begründet, daß viele der sofort nach der Diagnose eingeleiteten, heute besonders aggressiven Behandlungsmethoden die Chancen des Körpers, seine Selbstheilungskräfte zu aktivieren, sogar schwächen.

Ärztliches Nichtstun:
Der Selbstheilung eine Chance?

Während es vor Jahren noch üblich war, bei aussichtslosen Fällen von Krebserkrankungen den Patienten nur zu begleiten und ihm schmerzstillende Mittel zu geben, ist heue eine aggressive Chemotherapie die Regel. Wer krank ist, muß behandelt werden – das ganze Arsenal der Medizin kommt zur Anwendung. So entsteht ein Dilemma, das die ärztliche Ethik, das Selbstverständnis und die Verantwortung tangiert: Soll eine Krankheit sofort nach der Diagnose mit allen zur Verfügung stehenden Mitteln bekämpft werden, oder ist es in manchen Fällen empfehlenswert – wenn auch im ärztlichen Selbstverständnis unerhört –, einfach nichts zu tun und abzuwarten, ob der Körper selbst seine Heilung in Gang setzen kann? Heute, wo die Patienten selbst auf schnelle und intensive Behandlung drängen, besonders wenn sie in Todesfurcht sind, wo besorgte Verwandte und im Hintergrund streitfreudige Anwälte auf Versäumnisse und »Kunstfehler« achten, erscheint die Nichtbehandlung als ein Risiko – vor allem auch für den Arzt.

Dennoch wird immer häufiger die beunruhigende und ketzerisch wirkende Frage gestellt: Sollten Ärzte gleich nach der Diagnose »das Feuer auf die Krankheit eröffnen« und sie mit allen Mitteln bekämpfen? Der niederländische Onkologe Dibrand Poppemar, heute tätig am Cross Cancer Institute in Edmonton, Kanada, stellt diese Frage, denn in seiner Praxis ist er in einem besonders dramatischen Fall darauf gestoßen worden. Ein 12jähriger Junge wurde von seiner Mutter wegen einer vermuteten Entzündung der Mandeln zum Hals-Nasen-Ohren-Arzt in seiner Heimatstadt gebracht. Eine gründlichere Untersuchung zeigte, daß die entzündeten Mandeln einen schnell wachsenden Tumor verbargen, der von einem aggressiven Lymphdrüsenkrebs ausgelöst wurde. Der Junge kam in das Universitätskrankenhaus von Groningen, wo ihn Poppemar und sein Kollege Lüdeke Postmar untersuchten. Zu diesem Zeitpunkt war der geschwollene Lymphknoten schon so groß wie eine Aprikose.

Die beiden Ärzte entnahmen eine weitere Gewebeprobe, um die ursprüngliche Diagnose zu bestätigen. Aber während sie einige Tage auf die Ergebnisse der Laboruntersuchung warteten, verhielt sich der Tumor des Jungen keineswegs wie prognostiziert – anstatt schnell weiterzuwachsen, fing er allmählich an zu schrumpfen. Nun standen die behandelnden Ärzte vor der Frage, ob sie diesen schrumpfenden Tumor mit der angezeigten Chemotherapie behandeln sollten oder – und das war ein beunruhigender Gedanke – ob sie einfach beobachten und zuwarten sollten. Nach langen Diskussionen entschlossen sie sich zum Nichtstun, und sie wurden Zeuge, wie der Tumor immer weiter zusammenschrumpfte, bis er schließlich ganz verschwunden war. Sieben Jahre später war der Junge immer noch kerngesund, kein Rückfall war eingetreten. Eine klassische spontane Remission lag vor. »Hätten wir nicht gewartet, sondern mit der Chemotherapie begonnen, dann wäre das natürlich wieder ein bemerkenswerter Beweis für den Erfolg dieser Behandlungsmethode gewesen«, meint Poppemar. Die nie mehr zu klärende und sehr verunsichernde Frage ist jedoch, ob mit der Chemotherapie überhaupt ein Erfolg eingetreten wäre.

Eine extreme Auffassung von den Selbstheilungskräften des Körpers vertritt eine neue medizinische Denkschule, die man als »darwinistische Medizin« bezeichnen könne: Sie geht davon aus, daß der Körper im Laufe der Evolution Abwehrmechanismen entwickelt hat, die ihm helfen, mit Giften, Bakterien und Viren fertig zu werden. Einer dieser Mechanismen, der bis heute der Fachwelt Rätsel aufgibt, ist das Fieber. Fieber ist eine evolutionäre körpereigene Problemlösung, nämlich der Versuch des Körpers, durch Temperaturveränderung eine Gesundheitsbedrohung zu überwinden. Mit Hilfe des Fiebers paßt sich der Organismus an die neue Situation an, wie in zahlreichen Tierversuchen gezeigt werden konnte. Wenn man bestimmte Tierarten mit Bakterien impft, versuchen sie sofort, ihre Körpertemperatur zu erhöhen – indem sie sich beispielsweise auf einen heißen Stein in die Sonne legen. Denn Temperaturveränderungen im Körper beeinflussen das Verhalten, die Fruchtbarkeit und den Stoffwechsel, vor allem aber das körpereigene Immunsystem. Möglicherweist ist Fieber der »Anlasser« für dieses Immunsystem, ein Auslöser für seine verstärkte Aktivität.

Die erhöhte Körpertemperatur ist auch beim Menschen ursächlich dafür, daß sich weiße Blutzellen schneller zu einem Infektionsherd hinbewegen, sie sich sehr viel schneller vermehren und mehr Antikörper erzeugen. Gleichzeitig bewirkt schon eine geringfügige Erhöhung der Temperatur, daß bestimmte Viren und Bakterien in ihrer »Entfaltung« gehemmt werden.

Angesichts dieser Befunde erscheint es fast unbegreiflich, daß die Erforschung des Fiebers erst in den letzten zehn Jahren wesentliche Fortschritte gemacht hat. Noch immer werden Unsummen für Medikamente ausgegeben, um die Körpertemperatur bei Patienten zu senken, obwohl die Medizin bis heute nicht weiß, in welchen Fällen es vielleicht sinnvoll wäre, dem Fieber »seinen Lauf« und es seine gesundheitsfördernde Wirkung entfalten zu lassen.

Der Mensch hinter dem »Fall«

Wenn also das Immunsystem und seine Effizienz der Schlüssel zum Verständnis von Gesundheit und Krankheit und somit auch von Spontanheilungen ist, dann hätte sich die medizinische Forschung vor allem darum zu kümmern, wie das Immunsystem selbst in scheinbar aussichtslosen Fällen zu einer angemessenen und ausreichenden Leistung bewegt werden kann. In den bisher nur sehr anekdotisch und verstreut vorliegenden Berichten über Spontanheilungen tauchen sehr häufig Ereignisse auf, die den Charakter von Fehlern, Mißverständnissen oder unorthodoxer Selbsttherapie durch den betroffenen Patienten haben.

So schildert Caryl Hirshberg, eine der Mitarbeiterinnen am
»Remissionsregister«-Projekt, den Fall einer jungen Amerika-
nerin, die eines Morgens an ihrer Schulter einen stark vergrößer-
ten Lymphdrüsenknoten ertastet. Bei einer Röntgenunter-
suchung erfährt sie, daß ihre Lunge von einem Karzinom befallen ist und sich bereits 24 weitere Knoten im Körper gebildet
haben. Die Ärzte gaben ihr ohne Chemotherapie und Bestrahlung noch sechs Monate, mit Behandlung vielleicht ein Jahr. Sie
verweigerte die Chemotherapie und die Bestrahlung und beschloß, die verbleibenden sechs Monate zu nutzen, »um mein
Leben in Ordnung zu bringen«.

Seltsamerweise kaufte sie sich in einer Apotheke eine Pak-
kung mit Multi-Vitaminpillen, von denen eine Pille pro Tag ein-
zunehmen ist. Es handelte sich um eine Jahrespackung mit 365
Pillen, aber da sie nur noch mit sechs Monaten Lebenszeit rech-
nete, beschloß sie, die Packung aufzubrauchen und nahm pro
Tag zwei dieser Tabletten. Das war vor zehn Jahren, die Frau
genas völlig und lebt heute noch. Natürlich läßt sich nicht schlüs-
sig beweisen, ob diese eigenwillige Selbstmedikation oder irgend
ein anderes Ereignis ursächlich für die Spontanheilung war.

Ein Grund für die schwierige Rekonstruktion der Kranken-
geschichten von Spontanheilungen liegt darin, daß, wie Caryl
Hirshberg es ausdrückt, »die Persönlichkeit des Patienten immer
mehr aus den Fallgeschichten verschwindet«. Es ist fast nur noch
von Organen, Tumoren und Medikationen die Rede. Der Hintergrund, die Lebensgeschichte, die größeren Zusammenhänge
fallen durch das diagnostische Raster, der konkrete Mensch wird
auf seine Symptome reduziert.

Die Remissionsforscher des Institute of Noetic Sciences haben
deshalb einen Fragebogen entworfen, der bei der Sammlung von
Fallgeschichten über Spontanheilungen vor allem den biographi-
schen Hintergrund, die Familiengeschichte, die Lebensgewohnheiten, die Überzeugungen und religiösen Einstellungen, die soziale Umwelt sowie subjektive Informationen über Gefühle,
Lektüre und Beziehungen erfaßt.

Daß die bisherigen Bemühungen, Spontanheilungen zu ent-
rätseln, vor allem auf Krebserkrankungen konzentriert waren,

hat einen »praktischen« Grund; es bedeutet keineswegs, daß außergewöhnliche Heilungsprozesse nicht auch bei anderen Krankheitsbildern in wahrscheinlich ungeahntem Ausmaße stattfinden. Daß die überwiegende Zahl von Berichten jedoch Krebsfälle betrifft, ist der weit entwickelten wissenschaftlichen Methodik und Statistik in diesem Bereich zu verdanken: Im Laufe der letzten Jahrzehnte sind die Methoden, Krebserkrankungen zu differenzieren und zu klassifizieren, so verfeinert worden, daß sich heute mit großer Sicherheit voraussagen läßt, wie sich der »typische« Fall entwickeln wird. Wie bei keiner anderen Krankheit lassen sich also beim Krebs Prognosen über Verlauf und Überlebenschancen aufstellen.

Die Initiatoren des Remissionsregisters haben bislang eine umfangreiche Bibliographie der zugänglichen internationalen Literatur erstellt, in denen die Geschichten von tausenden Spontanheilungen dokumentiert sind. Diese Bibliographie ist eine erste Materialsammlung, die nun durch weitere gezielte und standardisierte Recherchen ausgeweitet werden soll, um dereinst die systematische Suche nach dem gemeinsamen Nenner der spontanen Remissionen beginnen zu können. Indem neben der medizinischen Fallgeschichte auch psychologische, soziale und sogar spirituell-religiöse Faktoren im Leben der Patienten erfragt werden, wird die »ganzheitliche« Betrachtungsweise des Remissionsprojektes deutlich: Das biopsychosoziale Krankheitsmodell ist eine Erweiterung des Blickfeldes über die unmittelbaren »körperinneren« und medizinischen Ereignisse hinaus.

Wie das Heilungssystem aktiviert wird

Was sich auf der Ebene von Zellen, Organen und schließlich des Organismus abspielt, ist eingebettet in die Lebenswelt des einzelnen Menschen, wobei der psychologischen Dimension immer deutlicher eine herausragende Bedeutung zuzukommen scheint. Die Einstellungen, Meinungen, der Glaube und der Lebenswille von Krebspatienten sind im Lichte der neueren psychoneuroimmunologischen Forschung immer bedeutsamere Faktoren geworden – sie können, vermittelt durch das Gehirn und das Zentralnervensystem, das Immunsystem stimulieren und möglicherweise zu Höchstleistungen treiben oder aber, im negativen Falle, seine Effektivität unterminieren.

Vereinzelte kleinere Studien über Spontanheilungen verweisen auf diese psychischen Auslöser für die körperlichen Heilmechanismen:

– Die holländischen Krebsforscher von Baalen und de Vries haben sechs Fälle von spontaner Remission bei Krebspatienten untersucht, wobei sie das soziale Umfeld und die Lebensgewohnheiten der Patienten mit einbezogen. Ihr Fazit: Nach der Diagnose »Krebs« haben diese Patienten begonnen, sich selbst und ihr Leben deutlich zu ändern. Sie stellten beispielsweise ihre Ernährung um, veränderten ihre Lebensgewohnheiten und revidierten ihre Lebensziele. Die Krankheitserfahrung war für sie Anlaß, ihre Existenz radikal zu überprüfen und zu verändern.

– Ärzte der Medizinischen Fakultät der Universität von Kyushu in Japan haben fünf Fälle von Krebserkrankungen untersucht, bei denen sich die Tumore ohne erkennbare medizinische Gründe zurückentwickelten. Die Patienten haben drastische Änderungen in ihren Lebensgewohnheiten und Einstellungen vorgenommen, übereinstimmend gaben sie an, sich jetzt mehr um das Wesentliche in ihrem Leben kümmern und Äußerlichkeiten wie etwa Statusprobleme vernachlässigen zu wollen.

– Der Krebsforscher B. J. Kennedy von der Medical School der Universität von Minnesota hat 22 Menschen untersucht, die Krebs im fortgeschrittenen Stadium hatten, aber die Krankheit völlig überwanden. Das gemeinsame Merkmal dieser Patienten war, daß sie von Beginn an, also gleich nach der Diagnose, daran glaubten, daß sie die »Ausnahme von der Regel« sein könnten. Sie stemmten sich gegen das »Todesurteil« und beteiligten sich voller Hoffnung und Engagement an ihrer Therapie.

– In seinem 1992 erschienenen Buch *Diagnose: Unheilbar, Therapie: Weiterleben* hat Paul C. Roud die Lebens- und Krankheitsgeschichte von elf Menschen nachgezeichnet, die ihre

»unheilbare« Krankheit überlebten – vom Kehlkopfkrebs bis zur Bechterewschen Krankheit (einer chronischen Entzündung der Rückenwirbel), von der Mukoviszidose (Erbkrankheit mit Funktionsstörungen der sekretproduzierenden Drüsen) bis zum Lungenkrebs. Der »gemeinsame Nenner« dieser Heilungsgeschichten liegt in der ausgeprägten Bereitschaft der Betroffenen, den Kampf gegen die Krankheit aufzunehmen, in ihrer Weigerung, sich passiv in das Schicksal zu fügen, vor allem aber in ihrem Engagement im therapeutischen Prozeß: Sie überließen es nicht den Ärzten, für die Heilung zu sorgen.

Diese Studien verdeutlichen, daß »spontane Remissionen« nicht nur durch medizinisch-therapeutische Maßnahmen »verdeckt« werden können, sondern auch durch die unterschiedlichsten Aktivitäten und Selbstheilungsversuche der Patienten. Inwieweit waren ihre Neuordnung des Lebens und die Veränderung von Einstellungen und Haltungen ursächlich für den günstigen Verlauf der Krankheit? Haben sie ihre Heilung »bewirkt«, oder trugen die existentiellen Veränderungen »nur« dazu bei, das Abwehrsystem des Körpers zu »starten« und auf Hochtouren zu treiben? Müßte man statt von »spontaner Remission« in diesen Fällen eher von harter psychotherapeutischer Arbeit sprechen, die im Verbund mit den medizinischen Bemühungen erfolgreich war?

Eine der Leitfiguren der neuen ganzheitlichen Medizin, Norman Cousins, litt selbst an der Bechterewschen Krankheit, die zu einer fortschreitenden Versteifung der Wirbelsäule führt und von starken Schmerzen, Krämpfen und Lähmungen begleitet wird. Die Heilungschancen für diese Krankheit stehen bei 1:500. Cousins hat die medikamentöse Intensivbehandlung im Krankenhaus abgebrochen und sich selbst erfolgreich therapiert. Er war überzeugt davon, »daß jede Krankheit einen Zusammenbruch des körpereigenen Heilsystems darstellt. Medikamente sind nur ein grober Ersatz für das, was der Körper eigentlich selbst leisten sollte. Panik, Angst und Depressionen hindern den körpereigenen Apotheker daran, seine Aufgaben richtig zu erfüllen.« Cousins war erfolgreich – es gelang ihm, seine Schmerzen erheblich zu reduzieren und seine körperliche Beweglichkeit zurückzugewinnen. Seine Erfahrungen und Reflexionen faßt er so zusammen: »Die medizinische Wissenschaft hat im Laufe der Jahre die primären Systeme des menschlichen Körpers identifiziert: das Kreislaufsystem, das Verdauungssystem, das endokrine System, das autonome Nervensystem, das parasympathische Nervensystem und das Immunsystem. Aber zwei andere Systeme, die für das Funktionieren eines menschlichen Wesens von zentraler Bedeutung sind, müssen erst noch zu ihrem Recht kommen: das Heilungssystem und das Glaubenssystem. Die beiden arbeiten zusammen, das Heilungssystem befähigt den Körper, alle seine Reserven zu mobilisieren, um eine Krankheit zu bekämpfen. Und das Glaubenssystem ist oft der Aktivator des Heilungssystems.«

Der Körper als Kommunikationssystem

Die Hinweise verdichten sich, daß der Körper über ein Heilungsprogramm verfügt, von dessen Leistungsfähigkeit Gesundheit, Krankheit und Genesung abhängen. Dieses Heilungsprogramm wird von psychischen, therapeutisch-allopathischen und körpereigenen Prozessen in Gang gesetzt (oder auch nicht), wobei diese Prozesse einander blockieren oder verstärken können. Gedanken und Gefühle beeinflussen über das Gehirn das Zentralnervensystem, das wiederum mit dem Immunsystem gekoppelt ist, und die Qualität der Gedanken und Gefühle entscheidet mit darüber, in welcher Weise und mit welcher Intensität diese Subsysteme des Körpers arbeiten.

Dieses Modell von Wirkungszusammenhängen ist erst in Umrissen erkennbar und wird ständig ergänzt und erweitert durch neue Erkenntnisse der *Mind-Body*-Forschung: So wird allmählich die offenbar große Bedeutung der Neuropeptide für seelische und körperliche Prozesse erkannt: Neben dem Nervensystem und seinen Neurotransmittern existiert ein Parallelsystem, das mit körpereigenen Chemikalien »arbeitet«, von denen noch 1967 erst drei bekannt waren. Heute kennt man schon etwa 60 Neuropeptide, die im Körper wichtige Aufgaben erfüllen. Solche Neuropeptide finden sich auch in den Zellen des Gehirns und des Immunsystems. Die Grenzen zwischen Körper und Psyche, zwischen leiblichem und seelischem Geschehen sind durch diese Wirkstoffe noch unschärfer geworden. Das Neuropeptidsystem arbeitet sehr viel langsamer, dafür aber »nachhaltiger« und flexibler bei der Vermittlung von psychischen und physiologischen Vorgängen, etwa von Gefühlen und deren körperlicher Entsprechung. Die psychophysische Kommunikation via Zentralnervensystem dagegen läuft schneller und sehr viel spezifischer ab.

Der Hypnotherapeut Ernest Rossi beschreibt die Wirkungsweisen der beiden Systeme in einer Computeranalogie: »Wir könnten sagen, daß die peripheren Nerven des Zentralnervensystems feste ›Leitungen‹ in einem standardisierten Muster von Reiz und Reaktionen sind, wie die Hardware eines Computers. Das Neuropeptidsystem dagegen ist seine Software, welche die flexiblen, leicht veränderbaren Informationen enthält. Die Rezeptoren und stark individualisierten Reaktionen des Neuropeptidsystems sind leicht veränderbar durch Lebenserfahrungen, Gedächtnis und Lernen. Die Neuropeptide sind also eine bisher unerkannte Form der Informationsvermittlung zwischen Geist und Körper, und sie könnten sehr wohl die Basis für viele hypnotherapeutische, psychosoziale und Placebo-Reaktionen sein. Wahrscheinlich sind die Neuropeptide die psychobiologische Basis für viele Formen des Heilens, die derzeit unter der Flagge der ›ganzheitlichen Medizin‹ segeln.«

Die bahnbrechende Entdeckung der körpereigenen Morphine, der »Endorphine«, hat das Bild der leibseelischen Zusammenhänge zwar verkompliziert, aber gleichzeitig begreiflicher gemacht, wie das Gehirn als Mittler und Schaltstelle zwischen äußeren Einflüssen und innerkörperlichem Geschehen funktioniert. Das Gehirn ist der Produzent von biochemischen Stoffen, die den Körper sehr stark beeinflussen können; es kann mit Hilfe dieser Stoffe Schmerzen dämpfen, Erschöpfung und Müdigkeit überwinden, es kann den Körper aber auch buchstäblich energetisieren. Die Neuropeptide »reisen« im Blutstrom durch den Körper zu ihren Rezeptoren, sie können somit allgegenwärtig sein. Es ist mehr als nur ein Sprachbild, wenn wir beispielsweise von Bauchgefühlen sprechen – das Gehirn ist tatsächlich in der Lage, gefühlserzeugende, gefühlssteuernde Biochemikalien zu den entsprechenden Rezeptoren im Bauch zu senden. Das System der Neuropeptide ist ein körpereigenes Nachrichten-Netzwerk, das vor allem die Gefühle und Emotionen steuert, verstärkt oder mindert. Im Gehirn werden eingehende Sinneseindrücke und Informationen »sortiert«, die relevanten und für das Individuum bedeutsamen herausgefiltert und in Signale umgesetzt, die entweder via Nervensystem zu Reflexen oder bewußten Handlungen führen oder aber durch die Neuropeptide Stimmungen und Gefühle im Körper erzeugen.

Diese nur grobe Beschreibung des Körpers als komplexes Informationssystem verdeutlicht, wie untauglich und begrenzt eine medizinische Sichtweise ist, die sich auf einzelne Organe oder Teilsysteme konzentriert, wenn diese nicht mehr funktionieren. Das Phänomen der Spontanheilungen aber wird zunehmend verständlicher und erforschbarer, wenn die »ganzheitliche« Sicht die Ereignisse im erkrankten Körper, seiner Psyche und seinem Umfeld umfaßt.

Wie sehr Geist und Körper miteinander verwoben sind und sich wechselseitig beeinflussen und wie plastisch dieses Beziehungsgewebe ist, zeigt sich am Beispiel der »multiplen Persönlichkeiten«. Multiple Persönlichkeiten sind Menschen, die mehrere deutlich voneinander getrennte Ich-Identitäten entwickelt haben, Teil-Personen, die voneinander nichts »wissen« und die zu unterschiedlichen Zeiten als unterschiedliche Persönlichkeiten in Erscheinung treten. Solche Aufspaltungen des Ich in mehrere Persönlichkeiten sind meist auf traumatische Erlebnisse in der Kindheit – etwa sexueller Mißbrauch oder schwere körperliche Verletzungen – und die dadurch ausgelöste Abspaltung von Persönlichkeitsteilen zurückzuführen.

Der Psychiater Frank Putnam vom National Institute of Health in den USA hat festgestellt, daß das Elektroenzephalogramm (EEG) eines solchen Patienten sich dramatisch verändert, wenn er von einer seiner »Persönlichkeiten« in die andere überwechselt. Es ist, als ob der betreffende Mensch auch körperlich ein anderer würde. Dieselbe Person reagiert in der einen »Persönlichkeit« auf bestimmte Medikamente allergisch, in der anderen jedoch nicht. Es werden sogar Fälle berichtet, in denen weibliche multiple Persönlichkeiten drei Menstruationen pro Monat haben, für jede ihrer »Persönlichkeiten« eine. Der psychische Gesamt-Zustand, die »Persönlichkeit« also, macht aus demselben Menschen, demselben Körper, derselben biologischen und genetischen Ausstattung mehrere verschiedene Menschen mit ganz eigenen Zyklen und Körperprozessen. Der Schluß liegt nahe, daß unterschiedliche Gehirnaktivationen unterschiedliche Körperprozesse auslösen, und was bei den multiplen Persönlichkeiten exotisch und verwirrend erscheint, ist bei mental gesunden Menschen im Prinzip ebenfalls möglich: die Aktivierung sehr unterschiedlicher Körperreaktionen durch psychische Prozesse, vermittelt durch die Informationssysteme des Gehirns.

Glaube, Hoffnung … Placebo

In der Fachzeitschrift *Journal of Projective Techniques* veröffentlichte der Psychotherapeut Bruno Klopfer 1957 einen Beitrag mit dem Titel »Psychologische Einflußgrößen bei Krebs«. Er berichtete über einen Mann mit weit fortgeschrittenen Krebstumoren und nur noch geringer Lebenserwartung. Irgendwie erfuhr dieser Patient von einem Medikament namens Krebiozen, das gerade erprobt wurde. Die Erfinder dieses Mittels behaupteten, es könne wahre Wunder vollbringen. (Wie viele dieser »Wundermittel« ist auch Krebiozen inzwischen in der Versenkung verschwunden.) Widerwillig und nur auf hartnäckiges Drängen des Patienten verabreichte der behandelnde Arzt eine einzige Dosis dieses neuen Mittels – worauf die Tumore des Mannes »wie Schneebälle auf einer heißen Herdplatte wegschmolzen«. Binnen kürzester Zeit war er völlig genesen und konnte aus der stationären Behandlung entlassen werden.

Als derselbe Patient aber einige Zeit später in der Zeitung las, daß Krebiozen sich als völlig wirkungslos erwiesen habe, erlitt er einen Rückfall – sein Körper wurde erneut von Krebszellen befallen, und die Tumore wuchsen schnell. Sein Arzt versuchte ihn zunächst davon zu überzeugen, daß die Berichte falsch seien. Und griff zu einem Trick – er behandelte ihn mit »neuem, verbessertem« Krebiozen – was in Wirklichkeit nichts weiter war als pures Wasser. Wiederum verschwand der Krebs, die Therapie mit dem »verbesserten« Mittel schlug voll an. Bis dann aber endgültig feststand und in den Medien verbreitet wurde: Krebiozen hilft nicht. Der Patient starb zwei Monate später, nachdem er diese »letzte Hoffnung« aufgeben mußte.

Diese Fallgeschichte illustriert – so dramatisch und ungewöhnlich sie auch erscheinen mag – einen körperlich-seelischen Prozeß, der täglich wohl millionenfach stattfindet und im Grunde die Basis jeder Medizin, jeder Heilung darstellt: den Placebo-Effekt. Das Wort Placebo stammt aus dem Lateinischen und bedeutet übersetzt: »Ich werde gefallen.« Üblicherweise werden als Placebo Substanzen bezeichnet, die aus psychologischen Gründen verabreicht werden, um den Patienten zufriedenzustellen. Aber diese Definition ist viel zu begrenzt, der Placebo-Effekt umfaßt alles, was sich psychisch und physisch zwischen Arzt und Patient abspielt bei dem Versuch, zu heilen und geheilt zu werden.

Die Autoren Peter Skrabanek und James McCormick berichten in ihrem Report über »Torheiten und Trugschlüsse in der Medizin«, wie in den zwanziger Jahren ein Wiener Professor namens Eugen Steinbach die Vasektomie als eine Verjüngungskur propagierte, mit der Begründung, daß Spermaverlust den Körper schwäche. Die Unterbindung des Verlustes müsse also den gegenteiligen Effekt haben und kräftigend wirken. Diese »Theorie« und der anscheinend große »Erfolg« bei den Behandelten führte dazu, daß sich zahlreiche Prominente und Universitätsprofessoren dieser Sterilisation unterzogen – unter ihnen Sigmund Freud und der Dichter William Butler Yeats. Skrabanek und McCormick kommentierten diese Episode aus der unendlichen Geschichte des Placebo-Effektes so: »Die Geschichte der Medizin ist voll von ähnlichen und ebenso merkwürdigen Beispielen, die alle auf dem Irrtum basieren, daß eine Änderung von Symptomen infolge einer Behandlung notwendigerweise das spezifische Ergebnis dieser Therapie sei. Dennoch ist das Bedürfnis sowohl der Patienten als auch der Ärzte, an die Behandlung zu glauben, so groß, daß dieser Irrtum weit verbreitet und eine wichtige Quelle der Selbsttäuschung ist.«

Die Bereitschaft zur Selbsttäuschung, der Glaube an bestimmte Heilmethoden durchzieht die Geschichte der Medizin und des Heilens von Anbeginn bis heute. Der »Fortschritt« des Heilens besteht darin, immer bessere, neuere, verfeinertere Methoden zu entwickeln und alte, »rückständige« und unwirksame Verfahren auszumustern. Aber wie absurd und exotisch uns heute im Rückblick viele dieser Heilmethoden und Heilmittel auch erscheinen mögen – sie waren dennoch oft wirksam, weil der Placebo-Effekt mitgewirkt hat.

Herbert Benson, Kardiologe an der Harvard-Universität, faßt die jahrtausendelange Geschichte des Heilens so zusammen: »In der Vergangenheit glaubte man, daß sehr unterschiedliche Stoffe wirksam gegen Krankheiten helfen könnten: das Blut von Eidechsen, zermahlene Spinnen, verfaultes Fleisch, die Exkremente von Krokodilen, das Fett von Bären, die Lungen von Füchsen, das Fett von Eunuchen, das Moos, das man vom Schädel eines gehängten Verbrechers kratzte. Aber auch Aderlässe, Blutegel, Schröpfen und andere ›Verfahren‹ bekamen ihre Chance. Wenn beide, Arzt und Patient, an diese Mittel glaubten, waren sie manchmal hilfreich.«

Ähnlich wie die spontanen Remissionen ist auch der Placebo-Effekt eine immer noch weitgehend unerforschte Grauzone in der medizinischen Wissenschaft. Placebo bedeutet: Glaube, Hoffnung, Erwartung, Vertrauen lösen körperliche Prozesse aus, die zur Heilung führen können. Psychologische Faktoren sind also in vielen Fällen zumindest ebenso erfolgreich, wenn nicht sogar erfolgreicher als Medikamente, Chirurgie oder Psychotherapie.

Obwohl der Placebo-Effekt mindestens ebenso alt ist wie die Medizin selbst, sind seine psychophysiologischen Mechanismen bis heute noch weitgehend unerforscht. Wie die Spontanheilungen stellt auch der Placebo-Effekt im Grunde eine Kränkung des ärztlichen Selbstverständnisses dar – nicht das wissenschaftlich fundierte und mühsam erworbene Wissen, nicht die ärztliche Kunst und das therapeutische Geschick sind in vielen Fällen für den Erfolg verantwortlich, sondern verborgene psychische Prozesse und »unwissenschaftliche« Kräfte wie Glaube und Hoffnung. Und wie die Spontanheilungen stellt auch der Placebo-Effekt eine bisher kaum ausgebeutete »Goldmine« an Heilwissen dar.

Immerhin sind in den letzten beiden Jahrzehnten die ersten tiefen Stollen in diese Mine getrieben worden, und die wissenschaftliche Neugier beginnt sich dem Placebo-Effekt systematisch zuzuwenden. Der Placebo-Forscher T. D. Borkovec von der Pennsylvania State University schreibt: »Für mich stellt der Placebo-Effekt eine jener erstaunlichen ›Realitäten‹ dar, die mir beweisen, wie wenig wir doch über den Menschen und sein Verhalten wissen, obwohl wir uns doch verzweifelt darum bemühen, menschliches Leiden zu lindern. Aber neben dieser pessimistischen Betrachtungsweise gibt es eine optimistische – welch unglaubliches Potential existiert in der menschlichen Psyche! Die Möglichkeit, daß allein der Glaube, etwas sei wahr, diese Wahrheit erzeugen kann, hat sensationelle Implikationen.« Und ein anderer Forscher, Joel Elkes, kritisiert die unglaubliche Blindheit gegenüber einem der mächtigsten Heilfaktoren so: »Ich habe nie verstanden, warum ein so mächtiges Heilinstrument wie der Placebo-Effekt so verächtlich und arrogant von unserem Berufsstand links liegengelassen und nicht als eine wertvolle Quelle der Erkenntnis genutzt wurde, der wir uns mit äußerster Sorgfalt zuwenden müßten.«

Die Wiederentdeckung der Intuition

In den ersten fünf Jahrzehnten dieses Jahrhunderts galt der Placebo-Effekt als eine »Störung«, als eine unwillkommene Verfälschung von Experimenten mit anderen Substanzen und Methoden. Diese Einstellung gegenüber dem Placebo-Effekt ist in den modernen Wissenschaften keineswegs einzigartig: Wie Thomas-

Kuhn in seinem bahnbrechenden Werk über die Natur wissenschaftlicher Revolutionen gezeigt hat, sperrt die »Normalwissenschaft« alle »unpassenden« Ergebnisse aus ihrem aktuellen Wissensfundus aus, nicht zuletzt um Unsicherheit und Verwirrung abzuwehren und Stabilität zu garantieren. Wenn sich allerdings diese »Ausnahmen« häufen, wird eine Revision des herrschenden Wissensmodells unvermeidlich, ein »Paradigmenwechsel« steht bevor. In einer solchen Phase der Verunsicherung der »Normalwissenschaft« befinden wir uns augenblicklich: Das biopsychosoziale Modell von Gesundheit und Krankheit löst allmählich das biomedizinische ab. Die Berücksichtigung psychischer und sozialer Faktoren und ihrer Wechselwirkung mit körperlichen Prozessen macht auch eine Neubewertung des Placebo-Effekts möglich.

Der Sozialpsychologe William McGuire hat ein Dreiphasen-Modell der Wissenschaft beim Umgang mit Artefakten und »Störungen«, wie sie auch der Placebo-Effekt lange Zeit darstellte, entworfen:

In der *Ignoranz-Phase* des Forschens erkennen die Forscher nicht, daß eine mächtige, aber unerkannte Variable für ihre Ergebnisse verantwortlich oder mitverantwortlich ist. Sie schreiben die Wirkung und den Erfolg teilweise oder ganz einer falschen Ursache zu.

Dann entdecken sie zwar die »Störung«, erkennen also beispielsweise, daß die Erwartungen eines Patienten seinen körperlichen Zustand enorm beeinflussen können, versuchen aber beispielsweise, diese »Verzerrungen« und unerwünschten »Verfälschungen« etwa bei der Erprobung eines Medikamentes auszuschließen. In dieser *Problematisierungs-Phase* haben sie nun die Existenz von vorher nicht beachteten Einflüssen anerkannt.

Aber erst in der dritten Phase, der *Phase der Nutzbarmachung*, wird die wahre Bedeutung dieser »Störvariablen« erkannt und gewürdigt – ihre Kraft ist nun selbst zum Forschungsgegenstand, zur Hauptsache geworden.

Wir befinden uns heute kurz vor dem Eintritt in diese dritte Forschungsphase: Der »Arzt in uns« und seine Heilkraft wird endlich in seine Rechte gesetzt, und seine Interaktion mit dem

Arzt »draußen« ist einer systematischen Untersuchung für wert befunden.

Der Placebo-Effekt arbeitet »in uns«, am Rande unseres Bewußtseins. Ein Teil von uns reagiert auf sehr subtile und für das normale Bewußtsein kaum wahrnehmbare Signale und Gesten während der Kommunikation mit dem Arzt. Untertöne und Zwischentöne, Mimik und Gestik, der unbewußte Ausdruck von Gefühlen und Meinungen beim Gegenüber werden genau registriert und »verarbeitet« – in Hoffnung, Zutrauen oder aber in das Gegenteil: Hoffnungslosigkeit, Mißtrauen und Angst.

Der Placebo-Effekt macht besonders deutlich erkennbar, welche unglaubliche Bedeutung die Qualität des persönlichen Kontaktes zwischen Arzt und Patienten hat und welche enorme Wirkung dem »therapeutischen Milieu« zugeschrieben werden muß. Eine Ironie der Medizingeschichte liegt darin, daß mit dem Beginn der naturwissenschaftlich-medizinischen Forschung zu Beginn dieses Jahrhunderts das bereits intuitiv vorhandene Wissen über Wirkung und Bedeutung des Placebo-Effektes und des therapeutischen Milieus verlorenging – der naturwissenschaftliche Fortschritt verengte den ärztlichen Blick auf biologische und physiologische Prozesse, die nun immer besser durchschaut und erklärt werden konnten.

Reduktionismus und Materialismus in der Medizin breiteten sich vor allem in Deutschland aus, dem zur Mitte des letzten Jahrhunderts führenden Land in der medizinisch-experimentellen Forschung. 1845 schworen die vier weltberühmten Physiologen Helmholtz, Ludwig, Du-Bois-Reymond und Brücke einen berühmten Eid: Sie wollten alle körperlichen Prozesse in physisch-chemischen Modellen erklären.

In den Jahrzehnten zuvor war die Medizin durchaus »interaktiv« ausgerichtet gewesen, und Krankheit wurde, aus heutiger Sicht ganz modern, als das Ergebnis vieler Faktoren betrachtet – als Folge sozialer, psychologischer, körperlicher, spiritueller und verhaltensbedingter Einflüsse. Die Hauptquelle therapeutischen Wissens war vor dem Triumph der naturwissenschaftlichen Medizin die genaue klinische Beobachtung des einzelnen Patienten, und weil der Fall jedes Patienten anders lag, behandelten die Ärzte auch »keine Krankheit wie die andere«, sondern entwarfen sehr individuelle Therapiepläne, die auf der genauen Kenntnis möglichst vieler Lebensbedingungen beruhten. Zu dieser Zeit war der Einfluß des Placebo-Effektes also durchaus bekannt und akzeptiert – und die Ärzte verabreichten sehr häufig unwirksame (»inerte«) Pillen aus Brot und Zucker. Dann aber, spätestens um die Jahrhundertwende, verschwand der bewußt genutzte Placebo-Effekt aus der therapeutischen Praxis.

Teure Operationen: Mehr Psychologie als Chirurgie?

Eine häufig zitierte und für die Medizingeschichte wichtige Studie verdeutlicht den Einstellungswandel gegenüber dem Placebo-Effekt: In den dreißiger Jahren wurde in einem großangelegten Experiment untersucht, welche Therapie für Angina pectoris am wirksamsten sei. Damals waren etwa 15 verschiedene Medikamente in Gebrauch, und es sollte nun entschieden werden, welches das beste sei. Überprüft wurden diese Mittel an Patienten, die mindestens schon zwei Jahre an Angina pectoris litten. Eine Gruppe von 66 Patienten erhielt jedoch ein »inertes Medikament«, ein Placebo. Die Absicht war damals jedoch nicht, dessen Wirksamkeit zu demonstrieren, sondern im Gegenteil, die Nicht-Wirksamkeit. Bei 25 der 66 Patienten (38 Prozent) verbesserte sich der Zustand jedoch deutlich. Damit war das Placebo *genauso* erfolgreich wie einige der 15 »richtigen« Medikamente – und sogar erfolgreicher als manche! Und wie lautete die Erklärung der beiden Forscher Evans und Hoyle für dieses »unerwünschte« Resultat? »Spontanheilung«!

Bleiben wir beim selben Krankheitsbild – bei Angina pectoris. In den fünfziger Jahren war es in den USA üblich, bei diesem Leiden einen chirurgischen Eingriff vorzunehmen. Und in vielen Fällen brachte dieser Eingriff auch eine Linderung der Beschwerden. Inzwischen jedoch ist eindeutig erwiesen, daß diese Chirurgie gar keine *objektive* Verbesserung des Krankheitsbildes bringen konnte. Vielmehr liegt hier ein klassischer Placebo-

Effekt vor: Allein die Tatsache, daß die Ärzte »etwas taten« (und vielleicht weil das, was sie taten, relativ aufwendig war), genügte, um bei den Patienten eine positive Reaktion auszulösen und vor allem die Hoffnung, das Leiden überwinden zu können.

Vor diesem Hintergrund – ein objektiv nutzloser chirurgischer Eingriff bewirkt eine Heilung – ist eine sorgfältige Überprüfung der heute üblichen Bypass-Operationen angezeigt. Es gibt inzwischen einige Hinweise darauf, daß diese Bypässe (künstliche »Umgehungen« von verstopften Herzkranzgefäßen) sich schon nach wenigen Monaten wieder verschließen, und doch *fühlen* sich die Patienten gesund. Könnte es sein, daß wir in zehn Jahren die teure und gefährliche Bypass-Operation ebenfalls als Placebo-Eingriff ansehen müssen, als eine therapeutische Maßnahme also, die vor allem das innere Selbstheilungsprogramm des Patienten in Gang setzt?

Die neuere Medizin ist in eine Denkfalle geraten: Ihr eindrucksvolles Arsenal an Medikamenten und Apparaten, ihre unbestreitbaren Fortschritte in der Behandlung vieler Krankheiten und das immens gewachsene Wissen über biologische, biochemische und physiologische Prozesse im Körper haben sie fast blind gemacht für die psychologischen »Begleit«-Prozesse jeder Heilung und Therapie. Noch immer dominiert die Einstellung, Placebos nur als Vergleichsgröße heranzuziehen, wenn es darum geht, die Wirksamkeit neuer Medikamente zu erproben – wobei diese neuen Medikamente ihre Tüchtigkeit gegenüber dem »bloßen« Placebo beweisen müssen. Erst wenn dies der Fall ist, wenn also ein Medikament deutlich größere Wirkungen zeigt als das Placebo, hat es offenbar eine spezifische physiochemische Wirkung auf den Körper, die nicht der Suggestion oder Selbstsuggestion oder irgendeinem anderen psychischen »Störprozeß« zugeschrieben werden kann.

Norman Sartorius von der Weltgesundheitsorganisation WHO faßt diese »Nutzung« des Placebo-Effektes durch die moderne Medizin so zusammen: »Der Heilprozeß selbst wird als ein Störeffekt angesehen, zusammengefaßt unter dem Namen ›Placebo‹, eine Art Störgeräusch im System, das eliminiert werden muß, bevor die ›wirkliche‹ Behandlung, die Wirkung der magischen Pille, gemessen werden kann.« Aber mit diesen magischen Pillen ist es in der Regel nicht weit her – in sehr vielen Fällen ist das Placebo mindestens ebenso erfolgreich, wenn nicht erfolgreicher als die Neuerfindung. Und vor allem: Der Placebo-Effekt läßt sich nicht »abziehen« von der Wirkung eines neuen Medikamentes. Denn sein Einfluß ist paradoxerweise auch wirksam bei echten Mitteln, nicht nur bei Zuckerpillen. Deshalb, so meint Sartorius, sollte sich die Aufmerksamkeit auf die nichtspezifischen Faktoren in jeder Therapie konzentrieren, die den Placebo-Effekt erzeugen. Darin liege der wirkliche Schlüssel zur Heilung. Denn »in den meisten Behandlungen sind die pharmakologischen Substanzen und die meisten anderen ›Nichtplacebos‹ nur Anhängsel und Ergänzungen des Behandlungsprozesses«.

Eine neue Ära in der Medizin beginnt nun damit, daß bedeutende Vertreter dieses Faches es befürworten und fordern, Spontanheilungen und Placebo-Wirkungen systematisch zu erforschen.

Diese Placebo-Forschung ist somit Teil jener Bewegung, die sich um das Verständnis »ganzheitlicher« Heilungsprozesse bemüht: Welchen Einfluß haben Gedanken und Gefühle auf das Selbstheilungsprogramm des menschlichen Organismus, und wie läßt sich dieser Einfluß gezielt und systematisch für die »Kunst« des Heilens nutzbar machen?

Die Macht der bunten Pillen

Weil Placebos nachgewiesenermaßen sehr häufig Schmerzen lindern können und Schmerzen sehr von subjektiven psychischen Faktoren moduliert werden, hielt sich lange Zeit ein Vorurteil: daß Placebos nämlich nur das *subjektive* Erleben von Schmerzen oder Krankheiten beeinflussen könnten. Dieses Vorurteil ist unberechtigt – Placebos können sehr dramatische objektive Veränderungen im »Zielorgan« bewirken, Veränderungen, die im Urteil von Stewart Wolf, einem Pionier der Placebo-Forschung, »weit über solche hinausgehen, die man starken pharmakologischen Einflüssen zuschreiben kann«. Wolf konnte schon in den fünfziger Jahren nachweisen, daß die Macht des Placebos sich auf ein breites Spektrum von Krankheiten erstreckt: kardiovaskuläre und Herzkrankheiten wie Angina pectoris oder essentieller Bluthochdruck, Krebs, Rheuma und Arthritis, Magen-Darm-Krankheiten wie Magengeschwüre oder chronische Übelkeit, Migräne-Kopfschmerzen, Allergien, Heufieber und Husten, multiple Sklerose, Diabetes, organische Gehirnstörungen wie etwa die Parkinsonsche Krankheit, Schmerzen und psychische Syndrome wie Depressionen, Angst und in gewissem Maße sogar Schizophrenie.

Zwar wissen wir im einzelnen nicht, wie genau nun ein Placebo wirkt, aber Stewart Wolf ist überzeugt,»daß wirklich alle Organe und Organsysteme fähig sind, auf bedeutungsvolle Situationen zu reagieren, und dazu gehört die Verabreichung von Placebos«.

Ganz allmählich setzt sich die Erkenntnis durch, daß der Placebo-Effekt in *allen* therapeutischen Beziehungen wirksam ist. Selbst eine als physiochemisch wirksam ausgewiesene Medizin bezieht einen Teil ihrer Heilkraft aus dem»Placebo-Halo«, wie der Ethnomediziner Andrew Weil den Komplex aus Überzeugungen und Erwartungen bezeichnet, der das Medikament, den Arzt und das Ritual der Verabreichung umgibt. All das, was der Arzt über das Medikament glaubt, welche Wirkung er erwartet, und all das, was auf der anderen Seite der Patient von Medikament und Arzt erwartet, geht als»psychologische Unbekannte« in die Behandlung ein und beeinflußt das Maß ihres Erfolges. Deshalb sind bei der Erprobung neuer Medikamente sogenannte Doppel-Blind-Studien vorgeschrieben: Nicht nur dürfen die Patienten nicht wissen, ob sie ein Placebo oder ein»wirksames« Medikament erhalten, auch die behandelnden Ärzte müssen im unklaren darüber bleiben, ob sie nun das eine oder andere verabreichen. Bezeichnenderweise sind in solchen Doppel-Blind-Studien die Placebo-Wirkungen größer als in Untersuchungen, bei denen der Arzt weiß, ob er ein Placebo oder ein anderes Medikament gibt.

Sir Douglas Black, vormaliger Präsident des Royal College of

Physicians in London, meinte sogar: »Der Arzt, der keinen Placebo-Effekt bei seinem Patienten bewirkt, sollte lieber Pathologe oder Anästhesist werden.« Und, an seine Standeskollegen gerichtet: »Wenn der Patient sich durch Ihre Konsultation nicht besser fühlt, dann sollten Sie sich einen anderen Beruf suchen.« Er war übrigens auch der Auffassung, daß nur zehn Prozent aller Krankheiten durch die modernen Behandlungsmethoden wirksam beeinflußt werden könnten. Der Rest ginge also auf das Konto des Placebo-Effektes.

Ein anderer großer englischer Mediziner, Sir George Pickering, meint sogar, daß bei 90 Prozent der von Hausärzten betreuten Patienten die Wirkung der Behandlung unbekannt sei und es kein spezifisches Heilmittel gäbe, das den Verlauf der Krankheiten nachweislich beeinflußt. Dennoch ist die Verschreibung von Medikamenten in den Allgemeinpraxen heute immer noch die Regel und nicht die Ausnahme.

Etwas zynisch hat es der ärztliche Spötter Richard Asher formuliert: »Wer inbrünstig an seine Behandlungsmethode glaubt, auch wenn kontrollierte Studien zeigen, daß sie völlig nutzlos ist, der hat viel bessere Ergebnisse, seinen Patienten geht es viel besser, und sein Einkommen ist ebenfalls viel besser. Ich glaube, dies erklärt den bemerkenswerten Erfolg mancher der weniger begabten, dafür um so leichtgläubigeren Vertreter unseres Berufsstandes, und außerdem die vehemente Abneigung, die modische und erfolgreiche Ärzte statistischen Analysen und kontrollierten Studien entgegenbringen.«

Zu diesem Aspekt schrieb die renommierte medizinische Zeitschrift *Lancet*: »Ist die Leichtgläubigkeit eines gutherzigen Arztes besser (und ethischer) als der Skeptizismus eines Arztes, dessen Rezept pharkamologisch inert (unwirksam) ist, wenn die Ergebnisse die gleichen sind?« Dazu noch einmal Asher: »Es ist besser, therapeutischen Unsinn zu glauben, als offen den therapeutischen Bankrott einzugestehen. Besser in dem Sinne, daß ein wenig Leichtgläubigkeit uns bessere Ärzte, wenn auch schlechtere Wissenschaftler sein läßt. Wer sich selbst eingesteht, daß die angewandte Behandlung völlig unwirksam ist, wird – wenn er nicht gerade ein begabter Schauspieler ist – seinen Patienten wenig Vertrauen einflößen, und die Behandlung wird nur einen unbedeutenden Erfolg zeitigen.«

Wie die psychischen Faktoren die physiologische Wirksamkeit eines Medikaments verstärken oder mindern können, so kann andererseits ein Placebo, das eine für den Patienten wahrnehmbare physiologische Wirkung hat, die psychischen Reaktionen verstärken und damit vielleicht eine Selbstheilungsreaktion des Körpers auslösen. Denn die physiologische Wirkung signalisiert dem Patienten offenbar, daß »irgend etwas im Körper vor sich geht«, daß das Medikament tatsächlich wirkt, ein Grund also für Hoffnung und Zutrauen in die Behandlung. Wichtig ist dabei, daß die körperliche Wirkung des Placebos nicht auf die Krankheit zielt, gegen die es angeblich eingesetzt wird. Solche Placebos, die zwar spürbare, aber für die Krankheit irrelevante körperliche Signale bewirken und deshalb auch psychische Prozesse in Gang setzen, werden häufig als »aktive« Placebos bezeichnet. »Inaktive« Placebos dagegen sind die klassischen Zuckerpillen, die überhaupt keine Körperreaktion zur Folge haben.

Ein typisches Beispiel für ein aktives Placebo ist die Verschreibung von Antibiotika gegen virusbedingte Halsentzündungen. Obwohl nachgewiesen ist, daß Antibiotika gegen Viren nichts ausrichten können, registrieren doch die meisten Patienten eine schnelle Verbesserung ihres Zustandes, indem die Symptome verschwinden. Andrew Weil sieht im weitverbreiteten und starken Glauben an die Kraft von Antibiotika – sowohl bei Ärzten als auch bei Patienten – den eigentlichen Heilfaktor.

Aber nicht nur Pillen können mächtige Placebos sein, sondern auch Spritzen mit aktiven und inaktiven Substanzen sowie chirurgische Eingriffe. Sogar Biofeedbackgeräte haben sich als heilsam erwiesen – und zwar bevor sie von den Patienten regelgerecht bedient worden sind! Bei einer Untersuchung von Migräne-Patienten stellte Ian Wickramasekera von der Eastern Virginia Medical School fest, daß viele schon ein deutliches Nachlassen der Schmerzen verspürten, bevor sie die Kontrolle über ihre Nacken- und Kopfmuskulatur erlernt hatten. Wahrscheinlich war schon der Anblick der eindrucksvollen Maschinerie ausreichend, um eine Art vorauseilenden Placebo-Effekts auszulösen.

Die medizinische Literatur kennt zahlreiche Episoden und Fallgeschichten, in denen sogar Worte als Placebo wirkten: So wird beispielsweise der Fall eines Herzpatienten berichtet, der sich von seiner schweren Krankheit erstaunlich schnell und nachhaltig erholte, als er zufällig hörte, wie sich zwei seiner Ärzte über den Zustand seines Herzens unterhielten. Dabei gebrauchte einer der Ärzte die Worte »sein Herz galoppiert ganz schön«, womit er einen eher dramatischen und gefährlichen Rhythmus meinte. Der Patient jedoch schloß daraus, daß er ein kräftiges und gutes Herz habe, und dieses Mißverständnis hatte die Wirkung einer positiven Prognose – mit positivem Ausgang.

Der Placebo-Forscher Frederic Evans meint: »In jeder Behandlungssituation gibt es ein Placebo. Nichtspezifische Faktoren sind immer gegenwärtig, bei jeder Form von Behandlung – Akupunktur, Biofeedback, Hypnose, Psychotherapie, Chirurgie; sogar bei Großmutters Hausmitteln. Jede Behandlungsmethode eignet sich in einem Kontext, in dem die einzelnen Maßnahmen vom Patienten als plausibel und vom Therapeuten als vermutlich erfolgreich betrachtet werden. Diese Erwartungen sind die mächtigen Elemente im Placebo-Prozeß.«

Das Zusammenwirken psychischer und körperlicher Faktoren kann als »systematisches Geschehen« betrachtet werden, weil die unterschiedlichen Elemente miteinander »vernetzt« sein müssen, damit die Heilungs-Reaktion in Gang gesetzt werden kann. »Netz«- oder »Knoten«-Punkte dieses Heilungssystems sind beispielsweise die homöostatischen und kybernetischen Selbstregulierungsmechanismen des Körpers, aber auch gelernte Reaktionen, die Verarbeitung von Umwelt- und Körperreizen durch die Psyche, Erziehung und Einsicht, Motivation und Glauben oder soziale Beziehungen. Wenn diese Elemente optimal verbunden sind und zusammenwirken, funktioniert das Gesamtsystem: Es ist zur Selbstregulation, zur Selbststeuerung – und damit auch Selbstheilung – fähig, wenn es beschädigt oder krank wurde. Krankheit, so sehen es Systemtheoretiker, ist die

155

Störung oder Unterbrechung der Kommunikation zwischen den unterschiedlichen Elementen, die in ihrer Gesamtheit und in ihrem Zusammenwirken Gesundheit erhalten. Die Wirkung eines Placebos liegt darin, daß es den Zusammenhang, die Ganzheit des Systems wiederherstellt und so zum Katalysator für die heilsamen Vorgänge im Körper wird.

Dieses Selbstheilungsprogramm des Körpers und der Psyche ist in höchstem Maße individuell. Es gibt deshalb keinen »allgemeinen« Placebo-Effekt: Für jeden Menschen sind unterschiedliche Elemente in seinem »Heilungssystem« unterschiedlich wirksam. Dennoch lassen sich einige durchaus »allgemein« wirksame Faktoren im Placebo-Prozeß nachweisen: Da die Pharmaindustrie ein ökonomisches Interesse daran hat, daß ihre Pillen wirksam sind, und da sie inzwischen weiß, wie wichtig unspezifische Faktoren sind, hat sie sich vor allem um die äußeren Merkmale der Medikamente gekümmert, also um Größe, Farbe und Beschaffenheit. So sind beispielsweise rote, orange- oder rosafarbige Tabletten wirksamer als blaue oder vielfarbige Kapseln; am Ende der Skala steht die kleine, weiße Tablette. Daß die äußeren Eigenschaften der Medikamente ihre Wirksamkeit beeinflussen, beweist, welch wichtige Rolle psychische Dispositionen spielen: Erinnerungen, Erfahrungen mit Farben und Formen vergrößern oder mindern den Effekt der Medikamente.

Als man arthritischen Patienten zunächst orale Placebos verabreichte, blieben diese relativ wirkungslos, aber als dann in einer zweiten Phase Spritzen (mit sterilem Wasser als Placebo) gegeben wurden, verspürten 64 Prozent der Patienten eine deutliche Schmerzverminderung.

Wenn schon derartige, lange Zeit für irrelevant gehaltene Nebensächlichkeiten und Äußerlichkeiten eine dramatische Veränderung in der Effektivität von Medikamenten und Placebos gleichermaßen bewirken, wie wichtig sind dann erst die sozialen und situationalen Einflüsse? Wer verabreicht das Medikament? In welcher »Stimmung« geschieht das? Wie sieht die räumliche Umgebung aus? Was wird während der Behandlung geredet? Die ärztliche »Ansprache« scheint ein besonders mächtiger Wirkfaktor zu sein: Welche Wirkungen erhofft sich der Arzt vom Medikament? Welche Instruktionen gibt er dem Patienten mit auf den Weg? Äußert er sich überhaupt über die mögliche Wirkung der Behandlung?

Um die Wirkung der ärztlichen Äußerungen zu messen, hat der Placebo-Forscher Robert Sternbach ein Experiment durchgeführt, bei dem er den Versuchspersonen dreimal ein Placebo verabreicht hat, das magnetische Spurenelemente enthielt und deshalb nach der Einnahme im Körper »weiterverfolgt« werden konnte. Beim ersten Placebo sagte man den Versuchspersonen, daß dieses Medikament möglicherweise eine stark stimulierende Wirkung im Magen habe; das zweite Placebo dagegen, einige Tage später eingenommen, würde die Magenaktivität eher dämpfen; und das dritte schließlich wurde ohne Kommentar über eine mögliche Wirkung gegeben. Obwohl es sich um jeweils dasselbe Placebo handelte, reagierten zwei Drittel der Versuchspersonen ganz deutlich im Sinne der »Vorhersagen« – ihr Magen rebellierte beim ersten, wurde als voll und schwer beim zweiten empfunden und blieb ohne Reaktion beim dritten.

Immer wieder wurde versucht, den Placebo-Effekt auf »Suggestion« zurückzuführen – wobei weitgehend unklar blieb, worin Suggestion besteht und wie sie wirkt. Es ist also im Prinzip nur ein Begriff durch einen anderen ersetzt worden, ohne daß der Erklärungswert gestiegen wäre. Schon William James schrieb 1890: »Suggestion ist nur ein anderer Name für die Kraft von Gedanken, ... Gedanken, die über einige Menschen Macht gewinnen, erweisen sich als machtlos bei anderen. Gedanken, die manchmal in bestimmten Umgebungen wirksam sind, sind zu anderen Zeiten und Orten unwirksam. Das bloße Herumwedeln mit dem Wort Suggestion erhellt überhaupt nichts.« Und inzwischen ist auch die Vermutung nicht mehr aufrechtzuerhalten, daß einfache und weniger intelligente Menschen leichter durch Suggestionen – also auch durch Placebos – beeinflußbar seien. Jeder Mensch ist für Einflüsse und Suggestionen gleichermaßen empfänglich, wobei er jedoch höchst individuell auf unterschiedliche Faktoren reagiert. Das heißt, daß der Placebo-Effekt um so sicherer ausgelöst werden kann, je genauer die Gedankenwelt, die Assoziationen und die Erwartungen und Ängste eines Menschen bekannt sind und »eingesetzt« werden können. Einer der führenden Placebo-Forscher, Gary Schwartz, schreibt: »Es gibt nicht den einen Placebo-Effekt, der einen bestimmten Mechanismus auslöst und eine bestimmte Wirksamkeit hat, sondern eine Vielzahl von Effekten mit unterschiedlichen Wirkungen und Mechanismen.«

Der Placebo-Effekt ist Teil des körpereigenen Heilprogramms, eines leib-seelischen Systems, das drei wichtige Fähigkeiten besitzt:

1. die Fähigkeit zur Selbstdiagnose
2. die Fähigkeit zur Selbstheilung
3. die Fähigkeit zur Regeneration.

Der Placebo-Effekt beruht darauf, daß er genau dort wirksam wird, wo das Problem liegt: Das System »weiß«, wo Hilfe benötigt wird, und lenkt die Heilkräfte in diese Zone. Danach werden das »Reparatursystem« und, wenn nötig, auch das regenerative System wirksam.

Das Unbewußte und die Intelligenz des Körpers

Eine neue, heiße Fährte bei der Erforschung des Placebo-Effektes haben die Psychologen entdeckt, die sich mit der bewußten und unbewußten Verarbeitung von Informationen in unserem Gehirn befassen. Sigmund Freud hat vor vielen Jahrzehnten die herausragende Bedeutung des Unbewußten für unsere Gedanken- und Gefühlswelt demonstriert, und in den letzten beiden Jahrzehnten hat die Erforschung des menschlichen Wahrnehmens und Denkens gezeigt, daß tatsächlich nur ein kleiner Bruchteil unseres alltäglichen Denkens und Reagierens bewußt abläuft. Unser Gehirn ist offenbar fähig, eine unglaubliche Menge an Außenreizen zu sortieren und einen Großteil davon unbewußt zu verarbeiten. Das bedeutet, daß wir auch auf vor- oder unbewußte Außenreize körperlich reagieren können, ohne zu »wissen«, was da nun psychophysiologisch abläuft.

Entgegen früheren Annahmen, daß das Gehirn jeweils nur

»eine Sache« richtig, das heißt bei vollem Bewußtsein, verarbeiten kann, haben einige aufwendige Experimente des Kognitionsforschers Ulrich Neisser bewiesen, daß Menschen durchaus in der Lage sind, zwei anspruchsvolle geistige Tätigkeiten zugleich auszuführen – also etwa einer Geschichte zuzuhören und gleichzeitig selbst einen Text zu verfassen, der mit dieser Geschichte nichts zu tun hat. Mit anderen Worten: Selbst das bewußte Denken ist in der Lage, mindestens zwei komplexe Aufgaben zu bewältigen. Darüber hinaus gibt es jedoch eine Unmenge von Informationen, die zwar durch unsere Sinnesorgane aufgenommen und an das Gehirn weitergeleitet werden, dort aber nie ins Bewußtsein »aufsteigen«, sondern auf andere, unbewußte Weise wirksam werden. Diese Erkenntnis ist von großer Bedeutung für die Placebo-Forschung, denn damit ließe sich erklären, daß eine Vielzahl möglicher Außenreize, aber auch unbewußte Gedanken und Erinnerungen unser Gehirn beschäftigen und zu Reaktionen anregen, die körperlich wirksam werden. Eine Farbe, ein Geruch, der Klang einer Stimme, die Erinnerung an eine Episode in der Vergangenheit – all das sind Informationen, die, obwohl wir sie nicht bewußt verarbeiten, körperliche Reaktionen auslösen – also auch Selbstheilungsprozesse.

Unser Gehirn und damit auch unser Körper empfängt eine Unmenge von Reizen und Informationen parallel und gleichzeitig, wobei nur die Spitze dieses Informationseisberges ins Bewußtsein ragt. Es gilt inzwischen als sicher, daß eine Vielzahl dieser Informationen unterhalb der Bewußtseinsgrenze in der Lage ist, wichtige psychophysiologische Mechanismen in Gang zu setzen. Eine Placebo-Reaktion kann also die Folge von bewußten Erfahrungen und Erwartungen sein, aber ein Großteil der Wirkung beruht sicherlich auch darauf, daß noch viele andere Signale wirksam sind, die diesen bewußten Prozeß »begleiten«.

Das bedeutet beispielsweise, daß es nicht eine bestimmte Pille oder Spritze ist, die *per se* den Placebo-Effekt auslöst, sondern die symbolische Bedeutung dieser Pille oder Spritze. Unser Gehirn ist in hohem Maße auf Bilder und Symbole »geeicht«, es kann vorsprachliche und bildhafte Informationen sehr viel schneller und wirksamer verarbeiten als abstrakte oder sprachliche.

Wenn die unbewußte Reaktion auf Bilder und Symbole den Kern der Placebo-Reaktion ausmacht, liegt die Frage nahe, ob es psychophysische Zustände gibt, in denen diese Formen der Informationsverarbeitung eine Chance erhalten, positiv auf das Heilsystem einzuwirken. Mit anderen Worten: Lassen sich Bewußtseinszustände herbeiführen, die den Placebo-Effekt wahrscheinlicher machen, ihn sogar auslösen? Diese Frage, die im Zusammenhang streng experimentell-wissenschaftlicher Forschung entstanden ist, läßt sich bejahen, wenn man das ganze Spektrum vorwissenschaftlicher, traditioneller und religiöser Heilpraktiken in Betracht zieht. Diese »heilsamen« psychophysischen Zustände, nach denen die kognitive Psychologie fragt, kennt die medizinische Anthropologie seit langem: Trance, Gebet, Meditation oder spirituelle Praktiken wie Yoga, Zen und andere Konzentrationsübungen verbessern den psychisch-körperlichen Kommunikationsfluß und die Plastizität des Heilsystems. Die psychisch *und* körperlich stimulierende Kraft von Bildern, Mythen und Symbolen wird beispielsweise in imaginativen Verfahren genutzt. Schon Äskulap ließ die Kranken in seinem Tempel schlafen und nutzte ihre Traumbilder, um ihnen den Weg zur Heilung, die immer eine Selbstheilung war, zu suggerieren.

Es bleibt ein Paradox: Läßt sich ein unbewußter Prozeß, die Placebo-Reaktion, bewußt für die eigene Gesundheit nutzbar machen? Verliert das Placebo nicht seine geheimnisvolle Kraft, wenn es »entdeckt« ist?

Die menschliche Psyche ist so beschaffen, daß sie diesen scheinbaren Widerspruch auflösen kann: Wie wir uns einen Film oder ein Theaterstück anschauen und uns »wirklich« erregen und ergreifen lassen, so können wir auch den Glauben an ein Medikament oder eine therapeutische Maßnahme aufrechterhalten, selbst wenn wir »wissen«, daß es nur ein Placebo ist. Diesen psychischen Kunstgriff hat der Dichter Samuel Taylor Coleridge die »willentliche Aussetzung des Unglaubens« genannt. Wenn wir etwas glauben wollen, können wir die Fakten für eine Weile außer Kraft setzen, und, was noch verblüffender ist, wir können sie sogar verändern: Dieser Glaube hat einen positiven Einfluß auf den Gang der Dinge, indem er eine Art sich selbst erfüllender Prophezeiung initiiert.

Ein Mensch, der sich in der Rolle des Patienten wiederfindet, weil er krank geworden ist, kann sich entweder passiv der ärztlichen Behandlung hingeben oder aber diese Behandlung akzeptieren, dabei jedoch selbst versuchen, durch Veränderungen in seinen Lebensgewohnheiten an der Heilung mitzuwirken, und er kann drittens sogar die klassische Patientenrolle völlig verweigern und sich selbst, ohne Arzt, zu therapieren versuchen. Placebo-Wirkungen können in allen drei Situationen auftreten, aber die bewußten Selbstheiler beweisen bereits durch ihr Verhalten, daß sie zumindest an die Möglichkeit einer derartigen Heilung glauben. Sie schwören auf Hausmittel, auf manchmal exotische oder esoterische Praktiken, aber auch auf »klassische« Medikamente, die in der Apotheke erhältlich sind. Niemand hat jemals das Placebo-Potential jeder einzelnen Selbstheilungsmaßnahme gemessen, aber bereits der *Versuch* mit einem Mittel ist Beweis für sein Placebo-Potential.

Diese Bereitschaft, an die Wirksamkeit von irgend etwas zu glauben, ist also weniger eine Selbsttäuschung als eine konstruktive Selbstsuggestion: Das zensierende Bewußtsein wird wie in einer Trance zurückgedrängt, und das Wunschbild einer Heilwirkung erhält Raum. Kleine Rituale, »abergläubische« Verträge mit sich selbst oder einfach starkes Wünschen und Hoffen sind mögliche Auslöser für Placebo-Effekte. Mit anderen Worten: Wir können uns die heilsame Wirkung von »wirkungslosen« Mitteln selbst verschreiben.

Lust und Genuß:
Warum der Körper ein Hedonist ist

Der Sinn des Lebens: Die Sinne

»Ich denke, also bin ich«– der berühmte, oft zitierte und vielstrapazierte Satz von René Descartes, auf dem Stolz und Selbstverständnis des westlichen Menschen gründen, ist irreführend. Rationalität ist gerade nicht das Markenzeichen des *Homo sapiens.* Er ist keine Denkmaschine, kein Computer, der kühl und sachlich funktioniert. Jeder Gedanke, jede Handlung des Menschen ist vor allem von seinen sinnlichen Erfahrungen bestimmt, die Auseinandersetzung mit der Welt findet zunächst über die Sinnesorgane statt. Sinnlichkeit ist das Primäre, erst aus den Sinneserfahrungen kann das Gehirn einen Sinn fabrizieren. Dieser »Sinn« ist nie das pure Resultat abstrakten Denkens, er ist immer eingefärbt durch Gefühle und Leidenschaften. Jeder Gedanke, mag er noch so rational, nüchtern und »leidenschaftslos« erscheinen, hat seinen Ursprung in den Sinnen und enthält zumindest Spurenelemente von Emotionen und Empfindungen.

Das menschliche Gehirn hat sich in Jahrmillionen vor allem als ein handlungssteuerndes Organ entwickelt. Seine ältesten Teile sind so angelegt, daß sie das Überleben des Organismus sichern, indem sie die vielfältigen Sinneseindrücke interpretieren und in Verhalten umsetzen. Lust und Schmerz – zwischen diesen beiden Polen der Erfahrung spielt sich unsere sinnliche Existenz ab, und das Überleben selbst, aber auch Wohlbefinden und Gesundheit sind im wesentlichen das Ergebnis erfolgreicher Schmerzvermeidung einerseits und lustvoller Erfahrungen andererseits. Auf dieser »Geschäftsgrundlage« erst konnte sich der Neokortex bilden, die relativ neue und luxuriöse Errungenschaft der Menschheit: der cartesianische Stolz.

Descartes begründete im wesentlichen jenen verhängnisvollen Dualismus zwischen dem »überlegenen« Geist und dem »primitiven« Körper – ein Herr-Knecht-Verhältnis. Diese künstliche Trennung hatte unter anderem zur Folge, daß Sinnlichkeit und sinnliche Erfahrungen im westlichen Denken nach Descartes immer mehr abgewertet und einer »niederen« Sphäre zugerechnet wurden. Kontrolle und Beherrschung von Körper und Sinnen waren die Leitthemen der folgenden kulturellen Epochen. Die allmähliche Zivilisation und Domestizierung alles Körperlichen, der Instinkte und Triebe, der »rohen« Vergnügungen und Lebensäußerungen hat der Soziologe Norbert Elias in seinem Werk rekonstruiert. Die Schattenseite dieses Zivilisationsprozesses ist die ideologisch und religiös verbrämte Körper- und Lustfeindlichkeit, die ihren Höhepunkt schließlich in der protestantisch-kapitalistischen Askese fand.

Heute, im ausgehenden 20. Jahrhundert, scheint diese geschichtliche Phase zu Ende zu gehen, und die Rehabilitierung von Sinnlichkeit, Sinnesfreude, Genuß und Lust ist in vollem Gange. Das kapitalistische Wirtschaftssystem hat eine Überflußgesellschaft erzeugt, in der nicht mehr die Produktion, sondern der Konsum das eigentliche Problem geworden ist: Es kann nur weiterbestehen, wenn die Menschen im selben Tempo konsumieren, wie produziert wird. Nicht mehr Verzicht und Askese sind die zentralen Tugenden, nicht Fleiß und Sparsamkeit, sondern die immer wieder erneuerte Bereitschaft zum Konsumieren, zum Verbrauch auch überflüssiger Güter. Ein kruder Hedonismus ist zur heimlichen Ideologie der westlichen Industriegesellschaften geworden, in seiner sozialdemokratischen Variante mit »Fressen, Saufen, Vögeln« (Oskar Lafontaine) umrissen, in seiner christdemokratischen eher auf Völlerei verengt (Helmut Kohl). Diese quasi-staatliche Lizenz zum Genießen und das Überangebot an Konsummöglichkeiten machen jedoch sehr schnell ein Dilemma bewußt: Dem Willen und den Möglichkeiten zum Genießen entsprechen die Fähigkeiten dazu nicht mehr. Die unterentwickelte und verkümmerte Sinnlichkeit der Genußwilligen macht den neuen, erwünschten Hedonismus zur unbeholfenen Lifestyle-Stümperei. Weitgehend sind die Verfeinerung der Sinne, die Diskriminationsfähigkeit für die »kleinen Unterschiede« (Pierre Bourdieux) noch einer Avantgarde vorbehalten, einer Elite von Gourmets, Kunstliebhabern und Genießern, deren Lebensstil als Modell und Zielvorgabe für die

Massen fungiert. Der große Rest irrt weitgehend genußunfähig durchs Schlaraffenland. Immer stärkere Reize, Quantität statt Qualität, süchtiges und besinnungsloses Konsumieren sind die Ausdrucksformen dieser verkümmerten Sinnlichkeit.

Lust: Das angenehme Überlebensprogramm

Aber diese Genußunfähigkeit ist nicht nur ein kulturelles und soziologisches Phänomen, sie beeinflußt in hohem Maße die Gesundheit und das Wohlbefinden der Menschen. Lust und Genuß lassen sich nämlich nicht als gesellschaftliche Prämien für Wohlverhalten oder Leistung funktionalisieren, sie sind Bestandteil der menschlichen Natur und in die Regelkreise des gesunden Körpers integriert. In einer Art Archäologie der Sinne versuchen Forscher und Praktiker seit einigen Jahren, die zentrale Bedeutung körperlicher Lustempfindungen für die Funktionstüchtigkeit und die Gesundheit von Körper und Psyche freizulegen. Die bisherigen Erkenntnisse sind erfreulich und ermutigend. Sie könnten die Basis für einen anderen, informierten Hedonismus sein, weit entfernt von jenem süchtigen und unreflektierten Konsum, der langfristig sowohl die Individuen als auch Gesellschaft und Umwelt zerstören wird.

Der menschliche Körper ist das Ergebnis eines Millionen Jahre währenden evolutionären Experimentes. Reflexe und Instinkte haben Überleben, Gesundheit und Fortpflanzung ermöglicht, ein Alarmprogramm bewahrte vor den tödlichen Gefahren. Gleichzeitig aber entwickelte sich ein anderes Programm, das richtiges Verhalten belohnte – und zwar durch Lustempfindungen, durch Freude und Genuß.

Der Anthropologe Lionel Tiger meint: »Lust ist das evolutionäre Erbe, das uns lenkt und uns sagt, welche Verhaltensweisen, Gefühle, sozialen Muster und Geschmacksgewohnheiten uns im Laufe unserer Entwicklungsgeschichte nützlich waren. Sie wurden als angenehm erfahren und schließlich in unseren genetischen Code aufgenommen. Die entscheidenden und für unser Leben bedeutsamen evolutionären Veränderungen, die diese genetischen Informationen erzeugt haben, liegen in ferner Vergangenheit, mehr als 100 000 Jahre und noch weiter zurück. Die Zeit, in der wir leben, hat keinen bedeutsamen und tiefgreifenden Einfluß auf das, was wir sind. Natürlich gab es erhebliche Veränderungen in den technologischen und organisatorischen Arrangements, unter denen wir heute leben. Aber unsere ursprüngliche Formierung als eine Tierart besteht weiter. Wir sind Jäger und Sammler, die sich an ein Leben in sozialen Kleingruppen von 25 bis 200 angepaßt haben.« Mit anderen Worten: Wir haben einen Millionen Jahre dauernden Weg zurückgelegt und sind heute »Immigranten aus der Vergangenheit«. Unsere Vergangenheit ist Prolog für unsere Gegenwart, und die Erfahrungen dieser Vorgeschichte bestimmen noch immer das Skript unseres heutigen Lebens.

Wir sind schnell bereit, den einen Teil dieses Erbes als gegeben zu akzeptieren – den Teil, der uns zum Kämpfen, Flüchten und zur Schmerzvermeidung befähigt hat. Wir neigen dazu, dieser Mitgift der Entwicklungsgeschichte den Fortschritt und die Höherentwicklung der Art zuzuschreiben, denn sie hat schließlich die Beherrschung der Natur ermöglicht. Zwar mußten wir im Laufe unserer Geschichte diese Kräfte immer mehr zügeln und zivilisatorisch überformen, dennoch gelten sie als die energetisierende, vorantreibende Schubkraft der menschlichen Entwicklung. Wir zeichnen unsere eigene Prähistorie und Historie als Abfolge von mehr oder weniger heroischen Kämpfen und Auseinandersetzungen, an deren Ende eine zweifelhafte »Weltherrschaft« durch den *Homo sapiens* steht.

Zwar ist das Lustprinzip nie völlig aus dem menschlichen Leben verschwunden, es wurde jedoch zunehmend dem Leistungsprinzip, dem Ordnungsdenken und der Arbeitsethik unterworfen. Wann immer günstige Umstände oder eigene Anstrengungen eine Gesellschaft reich gemacht und sie von der Fron des Überlebenskampfes befreit haben, wann immer also eine entspannte, sinnenfrohe und genußreiche Lebensweise möglich geworden wäre, tauchte die Angst vor »Verweichlichung«, Dekadenz und Untergang auf. Die abschreckenden Beispiele antiker Dekadenz – von Babylon bis Rom – dienten als Warnung, und

Selbstkontrolle, Zügelung und Mäßigung erschienen angebracht, um dem eigenen Niedergang vorzubeugen. Die Lehre
des Epikur, die eine Lehre des genußreichen, aber vernünftigen
und maßvollen Lebens ist, konnte in neuerer Zeit nie wieder zur
säkularen Religion werden.

Das Mißtrauen gegenüber der Lust, der Sinnlichkeit und der
Körperlichkeit drückte sich auch in Zeiten großen Wohlstands in
lustkontrollierenden Gegenbewegungen aus. Das für damalige
Maßstäbe unendlich reiche und hochzivilisierte Holland des 16.
und 17. Jahrhunderts wird uns zwar in den Bildern seiner berühmten Maler als feierndes, tafelndes, sinnenfrohes Land gezeigt – gleichzeitig jedoch war es die Geburtsstätte einer besonders strengen Variante des Protestantismus, die dem Ausleben
der Triebe enge Grenzen setzte. In neuerer Zeit illustrieren Län-
der wie Libyen oder Iran, wie der unverdiente und unerwartete
Reichtum durch das Erdöl paradoxerweise strenge, fundamen-
talistische Regimes nach sich zog, deren lustfeindlicher und ein-
engender Charakter nicht weiter illustriert werden muß.

Es scheint, als ob Lust und Sinnlichkeit in neuerer Zeit immer
nur als Gefahr, als menschliche Schwäche, als Verweichlichung
und Dekadenz gesehen werden konnten. Das Lustprinzip geriet
unter Generalverdacht, vor allem in der Sicht der jeweils Herrschenden entgrenzte und enthemmte es den Menschen, machte
ihn letztlich unkontrollierbar und ließ ihn sich »höheren« Zielen
und Vorgaben entziehen.

Die Entdeckung der reinen Lust

Die Wende zu einem neuen Hedonismus, vor der wir heute stehen, ist vor diesem Hintergrund eine historische Entwicklung,
deren befreiende und humanisierende Folgen sich erst in Umrissen abzeichnen. Ein bedeutender wissenschaftlicher Meilenstein
auf diesem Weg zur »Erlebnisgesellschaft« des aufgeklärten Hedonismus waren die Experimente von James Olds Anfang der
fünfziger Jahre: Wie so manche wichtige Entdeckung erfolgte
auch diese zufällig. Olds wollte eine neue Technik erproben, die

von dem Schweizer Physiologen Walther Hess entwickelt worden war – mit Hilfe von Elektroden bestimmte Regionen im lebendigen Gehirn von Versuchstieren zu lokalisieren und zu stimulieren. Mit feinen Sonden, die in das Gehirn eingeführt werden, konnte Hess eine trophotrophe (Entspannungs-)Reaktion hervorrufen, später gelang es dem Physiologen Magoun, das Schlaf- und das Wachzentrum in der retikulären Formation des Gehirns zu orten. Olds wollte in dieser Tradition weiterforschen, aber durch eine winzige Abweichung traf er mit seiner Sonde ein Zellbündel, das den Neuroanatomen unter dem Namen mediales Vorderhirnbündel bekannt war.

Als diese Stelle im Gehirn stimuliert wurde, verhielten sich die Versuchstiere – Ratten – sehr seltsam: Obwohl sie in relativ großen Boxen gehalten wurden und darin frei herumlaufen durften, kehrten sie immer wieder an genau die Stelle zurück, wo sie diese Stimulation erhalten hatten, als ob sie auf die nächste warten würden. Olds wurde neugierig, und in einer Serie von Experimenten versuchte er herauszufinden, was es mit diesem Verhalten auf sich habe.

Wenn die Ratten durch ein Labyrinth laufen mußten, fanden sie diesen Weg besonders schnell, wenn sie an dessen Ende in der bewußten Gehirnregion stimuliert wurden. Dann ließ Olds sie zahlreiche Hindernisse überwinden, um zu prüfen, welche Anziehungskraft dieser Reiz für die Tiere besaß – sie mußten über Hindernisse klettern, große Umwege machen und schließlich ein Gitter überqueren, das unter Strom stand. Die Schmerzen beim Überqueren dieses Gitters waren so stark, daß andere Ratten es nicht einmal für Futter überqueren wollten. Aber all das hielt die Versuchstiere auf der Suche nach dem Stimulus nicht ab – sie wurden wie von einem Magneten angezogen.

Schließlich konstruierte Olds eine Art Skinnerbox, in der die Tiere sich selbst stimulieren konnten, indem sie einen Hebel drückten. Nun, da sie selbst die Kontrolle über die Stimulation dieser Region in ihrem Gehirn übernommen hatten, wurde ihr Verhalten geradezu »unanständig«: pausenlos und stundenlang, Tag und Nacht drückten sie diesen Hebel, bis zu 10 000 mal pro Stunde. Nichts anderes interessierte sie mehr, und selbst als man ihnen Futter und Wasser vorenthielt und ihnen dann die Wahl ließ, zu fressen und zu trinken oder wieder an den Hebel zurückzukehren, zögerten sie keine Sekunde und begannen sofort wieder, sich zu stimulieren. Nur die gewaltsame Entfernung von diesem Apparat oder die völlige Erschöpfung unterbrach diese Orgie der Selbststimulation. Sie schienen keinen Sättigungsgrad, keinen Überdruß zu spüren – für den Lernpsychologen Olds ein bis dahin unbekanntes Phänomen. Alle »Belohnungen«, mit denen bisher im Tier- und im Menschenversuch gearbeitet worden war, hatten irgendwann ihren Reiz verloren. Dieses Verhalten der Tiere konnte auch nicht als süchtig erklärt werden, denn wenn der Strom in der Elektrode abgeschaltet wurde, probierten sie zwar noch einige Male, den Hebel zu drücken, hörten dann aber auf und schliefen.

Olds hatte ganz offenbar eine Gehirnregion gefunden, die er mit Recht als das »Lustzentrum« bezeichnete. Diese Entdeckung zog eine Fülle weiterer Forschungsarbeiten in aller Welt nach sich, und in den nächsten drei Jahrzehnten wurden die Lustzentren von zahllosen Tieren, neben Ratten auch Affen und Hunden, stimuliert. Dem Tierpsychologen und Kommunikationsforscher John Lilly gelang es, bei einem Delphin das Lustzentrum zu aktivieren. Und schließlich wurde das Lustzentrum auch bei Menschen lokalisiert und stimuliert.

Der Körper feiert seine Existenz

Das Verhaltensmuster, das durch die Elektrode ausgelöst wurde, war immer dasselbe: Für diesen Reiz gaben die Versuchstiere alles auf, überwanden große Hindernisse, Schmerzen und Entbehrung, und wenn sie die Gelegenheit hatten, stimulierten sie sich selbst bis zur Erschöpfung. Es zeigte sich, daß dieses Lustzentrum mit fast allen anderen wichtigen Gehirnregionen in Verbindung steht.

Ende der siebziger Jahre geschah etwas Seltsames: Der Begriff »Lustzentrum« verschwand allmählich aus der Fachliteratur, er wurde ersetzt durch das Kürzel ICSS, für »Intra-craniale

Selbststimulation«. Die wissenschaftliche Neugier schien zu erlahmen, die Zahl der Arbeiten über dieses »unanständige« Phänomen nahm rapide ab. Irgendwie schien dieses Forschungsgebiet zu verfänglich, zu gefährlich in seinen Implikationen zu sein; jedenfalls ist eine Pause in der Forschungsaktivität eingetreten.

Der Leiter des Sloan-Kettering-Forschungsinstitutes in New York und Autor zahlreicher biologischer und medizinischer Werke, Lewis Thomas, begrüßt diese Pause und kommentiert die Entdeckung des »Lustzentrums« so: »Dieses Phänomen wurde uns sozusagen als Geschenk auf den Tisch gelegt, es wurde soweit erforscht, wie geschickte, reduktionistische Forschung es erforschen kann, und nun haben wir Zeit, darüber zu spekulieren, was es bedeutet. Ich bin froh, daß diese Forschung zu einem Stillstand gekommen ist, jedenfalls für eine Zeitlang, damit dieses Phänomen nicht so schnell hinwegerklärt werden kann. Denn es tut sich eine der schönsten und erfreulichsten Möglichkeiten auf, die die biologische Wissenschaft seit Menschengedenken vorgelegt hat – vielleicht die schönste überhaupt, wenn wir uns ansehen, wie wir heute die Natur und ihre Geheimnisse betrachten. Nämlich: Es gibt so etwas wie reine Lust, reines Vergnügen, und der Mechanismus, der uns dieses vermittelt, ist in unseren Gehirnen lebendig...

Zugegeben, es mag etwas ›geschmacklos‹ wirken, einer Ratte zuzusehen, die sich selbst beinahe umbringt, weil sie ihr Gehirn pausenlos stimuliert, um diese grenzenlose Lust zu erfahren. Aber übergehen wir das, und betrachten wir, was hinter diesen Experimenten liegt und was sie uns wirklich enthüllt haben. Es gibt also mindestens einen Teil, vielleicht sogar mehrere, im Gehirn, der mit vielen anderen Regionen verbunden ist und dessen Funktion darin besteht, Lust zu vermitteln.«

Weil aber die Aufgabe und die Wirkungsweise dieser reinen Lustquelle auch nach Jahrzehnten intensiver Forschung nicht restlos geklärt ist und dieser Mechanismus andererseits so mächtig und wichtig zu sein scheint, daß er all die anderen Bedürfnisbefriedigungen – Hunger, Durst, Schmerzvermeidung – leicht aus dem Felde schlägt, glaubt sich Thomas zu einer gar nicht besonders gewagten Spekulation berechtigt: Da diese Gehirnregion mit den meisten anderen Zentren in enger Verbindung steht und weil somit der ganze Körper permanent an das »Lustzentrum« angeschlossen ist, von ihm immer wieder Nachrichten erhält und umgekehrt dieses Zentrum durch Eindrücke und Erfahrungen selbst stimuliert werden kann, hat es offenbar eine ganz übergeordnete, lebenswichtige Aufgabe – es versichert dem Körper immer wieder, daß er lebendig ist.

Das Lustzentrum im Gehirn ist die Verkörperung der Lust am Leben. »Die Freude darüber, lebendig zu sein, zu leben, sollte als ein spezieller, unabhängiger und autonomer Sinn im Menschen verankert sein. Wenn ich ein geschlossenes Ökosystem konstruieren müßte, vielleicht so groß wie dieser Planet, und wenn ich dafür Sorge tragen müßte, daß es überdauert und überlebt, dann würde ich diese eine Eigenschaft als die erste und wichtigste in die Wesen dieses Ökosystems einpflanzen – als die grundlegende Eigenschaft alles Lebendigen, ganz unabhängig von natürlicher Selektion und jeder Art von Wettbewerb. Das verletzt alle Regeln und Naturgesetze, ich weiß, aber ich sehe diese reine Lust, diese Lebensfreude als eine notwendige Ausnahme. Kurz: Ich würde das Spiel für alle Mitspieler spielenswert machen.«

Wir kennen eine ganze Reihe von Möglichkeiten, dieses Lustsystem »kurzzuschließen« – Kokain, Amphetamine und all die anderen pharmakologischen Tricks. Aber sie sind eben künstlich, sie sind nicht vorgesehen als Auslöser dieser Lebens-Lust-Empfindungen. Sie können den natürlichen Fluß der Informationen zwischen dem Körper und seinem Lustzentrum nur stören, denn diese Verbindung ist immer »eingeschaltet«. Wir sind zu jeder Zeit fähig, dieses System zu nutzen und seine Wirkung zu erfahren. Alle künstlichen und körperfeindlichen Mittel und Methoden sind im Grunde hinderlich, wenn dieses Lustsystem in Aktion treten will. Das »Glück aus dem Körper« ist einfacher zu haben, als wir Technik- und Wissenschaftsgläubigen vermuten.

Lust und Genuß: Was dem Körper guttut

Lust und Genuß sind in unserer Gesellschaft oft noch Synonyme für »Sünde«, »Luxus«, »Ausschweifung«. Zwar ist das Lustprinzip in jeder Hinsicht – psychologisch, anthropologisch, soziologisch – das eigentliche Fundament unseres Verhaltens, vielleicht sogar das der Gesellschaft insgesamt, aber Lust und Genuß werden gleichzeitig als Lebensäußerungen betrachtet, die es zu kontrollieren, zu unterdrücken, zumindest aber genau zu dosieren gilt. Dieses Mißtrauen gegenüber dem Lustprinzip wird jedoch nicht nur moralisch begründet, paradoxerweise gilt alles, was lustvoll und genußreich ist, auch als potentiell gesundheitsgefährdend. Ein angeborenes biologisches Programm, das uns durch Jahrmillionen der Entwicklungsgeschichte gesteuert hat, ist in Verruf geraten. Das hat neben den historischen und politischen Gründen – Politik ist bewußt oder unbewußt immer auch »Körperpolitik«, wie der französische Philosoph Michel Foucault in seinen kulturhistorischen Studien nachwies – vor allem zwei Ursachen:

Zum einen beachtet der öffentliche Diskurs über das Genießen sehr viel häufiger die Exzesse, die Orgien, die Sucht. Extreme Formen der Lustbefriedigung, des demonstrativen Konsums von Luxusgütern und der Maßlosigkeit haben das Lustprinzip in ein schiefes Licht gebracht. Dandies und Playboys als Virtuosen des Genusses erregen zwar den Neid der Massen, aber auch ihre Entrüstung und Empörung. Sie zelebrieren Genußrituale, die selbstverständlich nicht als Modell für den Normalbürger dienen können. Auch die zahlreichen stoffgebundenen und nichtstofflichen Süchte dienen heute der Abschreckung: Sind Süchtige nicht Opfer ihrer Schwäche und Gier geworden, weil sie einer bestimmten Lustempfindung allzusehr nachgegeben haben? Daß sie im Grunde genußunfähig geworden sind und ihr Leben auf eine einzige Quelle der Befriedigung verengt haben, wird dabei regelmäßig übersehen. Die Sucht ist geradezu ein Indiz dafür, daß die Vielfalt und das ganze breite Spektrum von Genußmöglichkeiten nicht mehr erkannt und genutzt werden kann.

Es gibt aber noch einen zweiten Grund dafür, daß Genuß und Lust eine überwiegend schlechte Presse bekommen: Am eigenen Leibe können wir erfahren, wie uralte und biologisch sinnvolle Überlebensmechanismen sich heute in gesundheits- und lebensgefährliche Risiken verwandelt haben. Das Essen, die wohl am meisten genutzte und in jeder Kultur wichtigste Quelle des Genießens, ist heute vielfach zu einem Problem geworden. Nicht mehr der Hunger ist in den westlichen Industrieländern das Problem, sondern der Appetit. Die Lustempfindungen, die mit dem Essen verbunden sind, sind so stark und vielfältig, daß wir ständig in Versuchung geraten, sie mit einem Überangebot an Nahrungsmitteln befriedigen zu wollen: Wir essen zuviel: zuviel Zucker, zuviel Fett, zuviel Salz, und nur durch Selbstdisziplin und immer neue Diäten schaffen es viele, nicht völlig »abzugleiten«.

Zum Beispiel Zucker: Die Geschmacksknospen im menschlichen Mund reagieren positiv auf Süßes, und schon ein Neugeborenes saugt heftiger und länger die süße Muttermilch oder andere gesüßte Flüssigkeiten als ungesüßte »langweilige« Flüssignahrung.

Diese angeborene Vorliebe für Süßes diente in der menschlichen Entwicklungsgeschichte diagnostischen Zwecken – nur süße Früchte und andere pflanzliche Produkte sind reif, können also ohne Gefahr für Gesundheit und Wohlbefinden gegessen werden. Weil unsere paläolithischen Vorfahren nicht gerne in saure Äpfel bissen und weil der Genuß süßer Früchte nicht nur angenehm war, sondern ihnen auch Kalorien und Vitamine verschaffte, sind auch wir Heutigen noch in unserer großen Mehrzahl Schleckermäuler. Während aber die Jäger und Sammler Zucker nur in sehr »verdünnter« Form zu sich nahmen, können wir ihn heute immer und in hohen Konzentrationen essen. Um den Gegenwert eines Schokoladenriegels zu erreichen, müßte man sehr viele Äpfel oder Süßkartoffeln oder andere Früchte konsumieren. Und während wir die »leeren Kalorien« stark gesüßter Schokoladen oder Kuchen zu uns nehmen, mußten die Menschen in früheren Zeiten sehr viel mehr gesundheitsfördernde »Beigaben« mitessen, nicht zuletzt eine ganze Menge von Ballaststoffen.

Was für die größte Zeitspanne in der Menschheitsgeschichte

ein nützlicher Überlebensmechanismus war, ist heute gefährlich, wie die Gesundheitsstatistiken und Gewichtstabellen uns überdeutlich zeigen. Ein anderes Nahrungsmittel, für das wir einen evolutionär sinnvollen Geschmack entwickelt haben, ist das Fett: Als Allesfresser hat sich der Mensch nicht nur von Pflanzen, sondern auch von Wild und Fischen ernährt. Tierisches Fett und Eiweiß sind hochkonzentrierte Nahrung, die den Körper zu außerordentlichen Leistungen befähigen. Und wie für Zucker haben wir auch eine besondere Geschmackspräferenz für geröstetes, gegrilltes, gebratenes Fleisch entwickelt, vorzugsweise mit einem hohen Fettanteil. Denn das Fett ist der Aromaträger, das den Fleischgeschmack im Mund sich erst entfalten läßt. Aber während früher der Fettanteil des erjagten Wildfleisches relativ gering war, ist er heute sehr hoch – ein Rumpsteak enthält etwa 30 Prozent Fett, während beispielsweise Rehfleisch nur vier Prozent enthält.

Ernährungsphysiologisch betrachtet liegen unsere formativen, geschmacksbildenden Jahre sehr weit zurück. Als Jäger und Sammler haben wir uns gesünder, geradezu ideal ernährt – ausgewogen, vitaminreich, fettarm, und wir haben erhebliche körperliche Anstrengungen auf uns nehmen müssen, um uns das Essen zu erarbeiten. Das Buffet der Natur war vielseitig, und es bot vor allem gesunde Genüsse. Diese Balance zwischen Angebot und Nachfrage, zwischen Genuß und Gesundheit ist uns zumindest beim Essen weitgehend verlorengegangen, wir sind tendenziell Opfer des Überangebots, auf das wir unangemessen reagieren.

Unseren Hunger können wir jederzeit stillen, aber unser frei flottierender Appetit macht uns zu schaffen. Es scheint, als ob es dem Körper gleichgültig ist, was in einem Nahrungsmittel enthalten ist – sein »Interesse« ist es vor allem, das unangenehme, periodisch auftretende Hungergefühl abzustellen. Aber dieses Selbsterhaltungsprogramm wird überlagert vom Appetit, der die Nahrungssuche dirigiert – und das leitende Prinzip dabei scheint Diversifizierung der Nahrung zu sein, wie neueste Experimente der Ernährungsbiologie gezeigt haben: Versuchspersonen aßen 15 Prozent mehr Nudeln, wenn diese in drei verschiedenen Formen angeboten wurden (gegenüber nur einer). In einem anderen Experiment aßen die Teilnehmer 60 Prozent mehr, wenn sie drei oder vier Gänge angeboten bekamen (gegenüber einem Gang). Wir sind also nicht nur auf bestimmte attraktive Geschmacksempfindungen programmiert – Süßigkeit, Salz, Fett –, sondern machen zumindest im Prinzip auch etwas richtig: Wir essen lieber vielseitig und interessant. Das Problem ist jedoch die Quantität und das regelmäßige Ignorieren der körperlichen »Stoppsignale«.

Aber neben allen Problemen, die heute aus dem großen Genußgebiet Essen ein moralisches und gesundheitliches Minenfeld gemacht haben, bleibt das biologische Faktum bestehen: Essen kann eine Quelle tiefster Befriedigung sein, und indem es immer wieder unser Lustzentrum stimuliert und uns Lustempfindungen verschafft, ist es ein immer wiederkehrendes Signal der Lebendigkeit und der Lebensfreude des Organismus. Weil die biologischen Programme des Körpers heute tendenziell überschwemmt und überfordert werden und weil unsere Nahrungsaufnahme eingebettet ist in soziale Zusammenhänge und unterschiedlichste Lebensweisen, kommt es darauf an, die Risiken des Überangebots zu minimieren. Das heißt nicht, den körperlichen Präferenzen und dem eigenen Appetit zu mißtrauen, es bedeutet vielmehr, genauer auf die Umstände und Bedingungen der Nahrungsaufnahme zu achten.

Unterscheidungsvermögen und Geschmackserziehung sind wichtige Voraussetzungen zum gesunden Genießen. Verkümmerte Sinnlichkeit, die Unfähigkeit zu schmecken und zu riechen sind mitschuld an vielen Problemen, die wir mit dem Essen haben. Fades Fast Food beispielsweise befriedigt die Geschmacksnerven erst, wenn größere Mengen davon gegessen wurden – größere jedenfalls, als der Körper wirklich benötigt.

Nichts wäre fataler, als aus den Problemen um das Essen weitere Argumente gegen eine genußorientierte Lebensweise und eine Physiologie der Lust zu destillieren. Einmal abgesehen davon, daß die Fixierung auf modische Schönheits- und Schlankheitsideale zur Ursache für neue krankhafte und krankmachende Gewohnheiten geworden ist – Diätwahn, Fitnesskult und ungesunde Selbstkasteiung –, und abgesehen auch von der Tatsache, daß die Ernährungsphysiologie eine sehr widersprüchliche und unsichere Wissenschaft ist, und schließlich auch abgesehen von der Tatsache, daß Menschen mit leichtem Übergewicht deutlich länger leben als Menschen mit starkem Übergewicht oder mit Untergewicht, würde auf eine ängstliche Vermeidung und permanente Selbstdisziplinierung angelegte Lebensweise letztlich kontraproduktiv wirken. Sinnlicher Genuß ist nämlich nicht nur *per se* befriedigend und angenehm, er ist vor allem auch gesundheitsfördernd und -stabilisierend. Mit anderen Worten: Gesund ist, was Spaß macht.

Die Physiologie der Lust, tief verankert im limbischen System unseres Gehirns, ist nicht nur die mächtigste Einflußgröße auf unser Verhalten, unser Denken und Fühlen, ist nicht nur ein uraltes Überlebens- und Selbsterhaltungsprogramm, sondern vor allem auch ein körpereigener Mechanismus der Gesundheitssicherung. Jede Lustempfindung, jeder sinnliche Genuß bestätigt die Lebendigkeit und Funktionstüchtigkeit des Organismus und hält ihm Krankheiten buchstäblich vom Leibe, weil sein Immunsystem gestärkt ist. Diese »Nebenwirkung« von Genüssen wird immer noch unterschätzt. Aber immer deutlicher fügt sich aus den Teilergebnissen unterschiedlicher Wissenschaften und Forschungsprojekte ein Puzzle zusammen, das den Wert und die Bedeutung von lustbetonten sinnlichen Erfahrungen für die Gesundheit bestätigt.

Angenehme, genußreiche Sinneserfahrungen stimulieren das Lustzentrum: Eine schöne Melodie, ein warmes Bad, eine freundschaftliche oder sexuelle Umarmung, das Drei-Sterne-Menü ebenso wie die heißen Pellkartoffeln oder das frische Brot mit Butter, der Spaziergang über eine Frühlingswiese, der Sonnenuntergang am Meer. Wir empfinden Lust und Lebensfreude, wir genießen unser Dasein, aber wir tendieren dazu, derartige Erfahrungen als »Belohnungen«, als etwas Besonderes anzusehen, und verkennen, daß sie die eigentliche Essenz des Lebens sind, wie wir auch übersehen, welche kurz- und langfristigen Wohltaten sie darstellen.

Wenn der Körper uns signalisiert, daß es ihm gut geht, wenn

wir unsere Sinne mit angenehmen Reizen füttern, blockieren wir zunächst den Streßmechanismus und koppeln uns aus körperlich und seelisch belastenden Situationen aus. Schließlich wirkt die positive körperliche Reaktion auch auf die Psyche ein, wir fühlen uns »rundum« wohl. Sehr oft sind die physiologischen Genüsse eingebettet in soziale und psychische Zusammenhänge von hoher Komplexität – die Sinnesempfindungen sind der körperliche Teil von komplexen Ritualen und Arrangements; gemeinsame Mahlzeiten, Tanz, Spiel und Sport, Kunst- und Naturerlebnisse als Kombination von körperlichen, ideellen und sozialen Genüssen, die sich synergetisch verstärken.

Die körperlichen, sinnlichen Empfindungen sind die Basis für all diese komplexeren Formen des Genießens. Sie sind die »Bausteine« für den individuellen Lebensstil, also für die langfristigen Arrangements, um diese sinnlichen Bedürfnisse mehr oder weniger zu befriedigen. Einige Beispiele für diese »Elemente der Sinnlichkeit« sind:

Der Körper will berührt werden: Mit unserem Sinnesorgan Haut registrieren wir Berührungen und Selbstberührungen, Streicheln, Massieren, Kneten, Kratzen, Tasten und Trösten – die Haut ist unsere Körpergrenze und unsere Verbindung zur Umwelt gleichermaßen. Der Mediziner und Körpertherapeut Helmut Milz schreibt: »Berührung ist ein lebenswichtiges Element unserer menschlichen Existenz. Ohne die Möglichkeit zur Berührung verlieren wir die Orientierung. Schon vom Säuglingsalter an vermittelt sie uns die konkrete Erfahrung von Mitwelt, Nähe und Miteinander. Keine Worte und keine Gesten können den Gefühlen von Liebe, Sexualität, Zuneigung, Trost und praktischer Unterstützung so eindeutig Ausdruck verleihen wie die Berührung. Empfindsame Berührung regt das Wachstum von frühgeborenen Säuglingen ebenso an, wie sie den drohenden Lebensentzug von isolierten alten Menschen aufhalten kann. Selbst Menschen, die tief im Koma liegen, reagieren auf berührenden Kontakt auch dann, wenn sie nicht mehr ansprechbar sind, was sich beispielsweise in der veränderten Frequenz ihres Herzschlags zeigt.«

Körperkontakt in beruhigender, tröstender Absicht hat nachweislich eine streßmindernde Wirkung; er kann den Blutdruck senken, den Herzschlag sich verlangsamen lassen, und Heilungsprozesse können beschleunigt werden. Massagen und kosmetische Behandlungen mit Cremes, Salben und Ölen sind angenehme und lustvoll empfundene intensive Berührungen. Die Lust am Rangeln und Ringen, vor allem bei Kindern zu beobachten, später das Schmusen, Streicheln und Liebkosen zwischen Liebenden sind weitere »alltägliche« Beispiele für die Stimulation des größten unserer Sinnesorgane.

Der Körper liebt die Wärme: Wir sind die Nachkommen einer Art, die in den warmen Savannen Ostafrikas ihre Ursprünge hat. Wenn wir die Wahl haben, bevorzugen wir warme Umgebungen und meiden kalte Orte, wenn wir es uns dort nicht durch Kleidung und Behausung ausreichend warm machen können. Bevor die Angst vor dem Ozonloch um sich griff, war das Sonnenbaden eine der beliebtesten Freizeitbeschäftigungen. Jeder genießt ein heißes Bad nach einem anstrengenden Tag, und Saunen und Dampfbäder sind Orte der wohltuenden Entspannung für Leib und Seele.

Warum sind gerade Saunen mit ihrer extremen Hitze, die weit über der liegt, die wir aufgrund unseres »afrikanischen Erbes« noch als wohltuend empfinden, so attraktiv? Warum steigert dieser Hitzeschock ganz offensichtlich unser Wohlbefinden? Auf den ersten Blick stellt die durch Saunen (oder auch durch sehr heiße Bäder) bewirkte Hyperthermie eher ein Gesundheitsrisiko als eine Wohltat dar – ein Saunagang löst alle körperlichen Anzeichen von Streß aus: erhöhter Herzschlag, Ausschüttung von Streßhormonen, starkes Schwitzen. Der Körper leistet Schwerstarbeit bei dem Versuch, seine normale Temperatur aufrechtzuerhalten. Allerdings wirkt die Hitze entspannend auf die Muskulatur, und Muskel- und Gelenkschmerzen werden gelindert. Dieser unmittelbar positive Effekt würde jedoch nicht ausreichen, um die Attraktivität der Sauna zu erklären. In einer tschechischen Studie konnte gezeigt werden, daß der Spiegel der Beta-Endorphine sich während der künstlichen Überhitzung des Körpers um das Doppelte erhöht (Endorphine sind die vom Körper selbst hergestellten chemischen Stoffe mit der Wirkung von

Morphium: Schmerzlinderung, Wohlbefinden und sogar euphorische Zustände).

Dieses »Sauna-High« ist jedoch nicht die einzige körperliche Reaktion auf die Hitze; wahrscheinlich bewirkt sie auch einen Abbau der Streßhormon-Vorräte. Die Folge davon ist, daß wir für längere Zeit nach dem Saunen nicht mehr über genügend Streßhormone verfügen, uns alos gar nicht mehr aufregen können. Schließlich stimuliert die Saunahitze die Ausschüttung von Serotonin, einem der wichtigsten Hormone, das vor allem Entspannung und Schlaf beeinflußt.

Der Körper mag es gerne hell: Seit einigen Jahren gibt es eine medizinische Kategorie für die deutliche Verhaltens- und Stimmungsänderung, die jeden Herbst und Winter wie eine Epidemie die Menschen der nördlichen Halbkugel befällt: *Seasonal Affective Disorder*, jahreszeitlich bedingte Gefühlsstörungen. Die leichten Fälle sind allgegenwärtig – mürrische Gesichter, Lustlosigkeit und schlechte Stimmung, der Drang, sich ins Bett zu verkriechen und die Decke über den Kopf zu ziehen. In schwereren Fällen führt die SAD zu Depressionen, zu deutlichem Energieverlust verbunden mit dramatischen Leistungsabfällen bei der Arbeit, sexueller Unlust und vielen weiteren Symptomen. Die langen dunklen Tage, an denen es nie richtig hell wird, und der ewig graue Himmel sind die Hauptursachen für diese Störung, genauer gesagt: der Mangel an Licht.

Inzwischen gibt es ausgeklügelte Lichttherapien, um diesen Mangel an Sonnenlicht durch künstliches Licht auszugleichen, mit deutlich positiven Wirkungen. Experten vermuten, daß bis zu 20 Prozent der Menschen in den nördlichen Industrieländern von diesen extremen Stimmungsschwankungen befallen werden. Von anderen Formen der Depression unterscheidet sich dieses Syndrom vor allem dadurch, daß der Appetit nicht verlorengeht – wer von SAD geplagt wird, ißt meistens zuviel und legt in den Wintermonaten kräftig an Gewicht zu. Der Mangel an Sonnenlicht beeinflußt die Funktion der Zirbeldrüse, die ein uralter Teil unseres Gehirns ist und ein Hormon ausschüttet, das Gefühle und Stimmungen steuert. Wir sind »Kinder des Lichts«, unser Körper braucht ein Mindestmaß an Licht, um seine Funktionen optimal regulieren zu können. Insgesamt sind Menschen im Winterhalbjahr häufiger krank als im Sommer, ein deutliches Indiz dafür, daß die Menge und Qualität des Lichtes, dem wir ausgesetzt sind, unser Immunsystem beeinflußt. Der gesundheitsfördernde Aufenthalt in der »frischen Luft« ist also vor allem auch ein Lichtbad, und die zuständigen Sinnesorgane, Auge und Haut, brauchen ein Mindestmaß an Sonne, um den Hormonhaushalt des Körpers in einem gesunden Gleichgewicht halten zu können.

Unser Alltag ist nicht nach dem Lustprinzip strukturiert, sondern nach dem Muster der »aufgeschobenen Gratifikation«: Belohnungen und Genüsse erhalten wir in der Regel erst dann, wenn die Arbeit getan, die Leistung erbracht, der Verzicht für eine Zeitlang geübt worden ist. Wir sind immer noch Pendler zwischen zwei Extremen – dem »Triebverzicht«, der Selbstdisziplin und dem Aufschub einerseits und dem gierigen, maßlosen und »kompensatorischen« Konsumieren von Stimulationen und Stimulantien andererseits. Viele Menschen haben verlernt, die vielen kleinen Lüste und Genüsse des Alltags wahrzunehmen und für sich zu nutzen. Sie sparen sich und die Genüsse für später auf, weil sie die vielen kleinen Lustmöglichkeiten des Alltags übergehen, um sich mit »großen« Genüssen – dem Jahresurlaub in der Karibik, dem neuen Wagen – zu belohnen. Der Weg zu diesen Zielen ist jedoch doppelt verlustreich: für das Wohlbefinden »von Tag zu Tag« und für die Gesundheit.

Die gesundheitsstabilisierende Wirkung von häufigen und regelmäßigen Genüssen ist hinreichend dokumentiert. In seiner unendlichen Erfahrung und Weisheit dirigiert uns der Körper immer wieder auf jene Seiten- und vermeintlichen Umwege, auf denen diese Erfahrungen zu machen sind. Wir sollten ihm öfter nachgehen. Die Autoren Robert Ornstein und David Sobel haben ein umfangreiches Kompendium der »gesunden Genüsse« erstellt und fassen die »Physiologie des Glücks« so zusammen: »Viele von uns müssen das zurückgewinnen, was sie im Laufe des modernen Lebens und auf dem Wege vom Kind zum Erwachsenen verloren haben – die Fähigkeit, einfache Freuden des Lebens zu würdigen und zu genießen. Wir müssen persönlich und kulturell unser natürliches Recht wieder zurückverlangen: das Recht, unser Leben durch Spaß, Genuß und Lust anzureichern. Denn Lust erzeugt Lust, und die verbessert unser Gefühlsleben und unsere Stimmung, was wiederum gut für unsere Gesundheit ist. Das Feedback-System in uns vervielfältigt Vitalität und Lebensfreude. Die gesunden Genüsse kann man daran erkennen, was sie mit uns machen: Sie heben unsere Stimmung, absorbieren uns ganz, lassen uns die Welt um uns herum vergessen. Schaffen wir die puritanische Ethik ab, entspannen wir uns endlich und genießen wir das Leben wieder in vollen Zügen.«

Ausblick:
Das neue Körperbewußtsein

Wird es uns gelingen, den eigenen Körper wieder in unser Leben zu integrieren? Lassen sich die beiden Formen der Entfremdung – Körperkult und Körpervergessenheit – überwinden? Es gibt deutliche Anzeichen dafür, daß sich ein neues Körperbewußtsein entwickelt. Hinter all den Moden und Marotten der Fitnessindustrie, hinter den Tagesparolen und Rezepten der Gesundheitsideologen zeichnet sich in Umrissen ein neues Körperverständnis ab.

Mehrere Trends weisen auf einen tiefgreifenden Wandel, auf eine geradezu revolutionäre Veränderung im Umgang mit dem eigenen Körper hin. Eine »Wiedervereinigung« findet statt – die Einheit und Ganzheitlichkeit von Leib und Seele, von Kopf und Körper wird wiederentdeckt. Eine wissenschaftliche Avantgarde ist dabei, die Grundlagen für dieses neue Körperverständnis zu erarbeiten und das Spezialistentum der Organmediziner und der Seelenheiler gleichermaßen zu überwinden. Systemische und holistische Betrachtungsweisen ermöglichen es dabei, eine Vielzahl neuer Erkenntnisse in ein Modell vom Menschen als »lebendiges System« zu integrieren und die Wechselwirkungen zwischen psychischen, sozialen und körperlichen Prozessen zu berücksichtigen. Körperexperten und Psychoexperten entdecken, was sie voneinander lernen können und wie sehr die Aufteilung des Menschen in Teilfunktionen blind gemacht hat für lebenswichtige Zusammenhänge.

So entsteht eine neue »Biologie der subjektiven Erfahrung«, die erforscht, wie sich die Ereignisse und Erlebnisse des täglichen Lebens in körperliche Prozesse übersetzen und Gesundheit bewahren oder Krankheit erzeugen. Diese Richtung steht in der Tradition der klassischen Psychosomatik, die sich schon vor Jahrzehnten gegen die »Austreibung der Seele aus dem Körper« (Thure von Uexküll) gestemmt und den Materialismus und Reduktionismus der naturwissenschaftlichen Medizin bekämpft hat. In der neuen Biologie der Erfahrung aber geht es nicht nur darum, welcher Streß und welche psychischen Konflikte und Probleme »somatisiert« werden, sich also in Magengeschwüren, Asthma oder Herzinfarkten ver*körpern*, sondern auch darum, welche Faktoren in unserem Leben Gesundheit bewahren oder zurückgewinnen. Diese »salutogenetische« Ausrichtung identifiziert die Selbstheilungskräfte des Körpers ebenso wie Persönlichkeitseigenschaften und Einstellungen, die verhindern, daß ein Mensch sogar trotz objektiver Gesundheitsrisiken wie Streß oder ungesunder Ernährung gesund bleibt.

Die Krise des Gesundheitswesens ist sicher ein Auslöser für die Suche nach einem neuen Körperverständnis gewesen. Zum einen ist die kurative Medizin, die mit ihrem ganzen Expertentum und ihrer High-Tech-Ausrüstung erst dann auf den Plan tritt, wenn ein Mensch bereits krank ist, an ihre Grenzen gestoßen. Apparate- und Pillenmedizin sind nicht mehr zu bezahlen, eine Situation, die nun schmerzhaft bewußt wird und soziale Konflikte noch verschärft.

Schlimmer noch: Die naturwissenschafltich-technisch orientierte Medizin hat den kranken Menschen zum Objekt und seinen Körper zur reparaturbedürftigen Maschine degradiert. Selbstkritische Mediziner haben dieses Problem erkannt, und plädieren für ein Umdenken. Denn die High-Tech-Medizin ist offensichtlich dabei, sich zu Tode zu siegen, indem sie beispielsweise immer kompliziertere Diagnoseverfahren entwickelt oder mit unendlichem Aufwand betriebene und überflüssige pharmakologische Forschung fördert.

Die Kardiologen Wolfgang Dißmann und Michael De Ridder schreiben: »Verändert hat sich besonders die Geschwindigkeit der Produktion medizinischen Wissens: Lehrbücher sind schon zum Zeitpunkt ihres Erscheinens um Jahre veraltet. Ein gigantisches Arsenal tausender medizinischer Fachzeitschriften erzeugt eine unaufhörlich wachsende Lawine medizinischen Wissens, die die Ärzteschaft überrollt. Ihr Anspruch auf eine gesicherte und angemessene Diagnostik und Therapie wird sogar konterkariert, denn die Mittel und Methoden der Wissensvermittlung sind antiquiert und zudem weitgehend interessengeleitet... Es vergehen heute durchschnittlich fünf bis zehn Jahre, bis medizinische Erkenntnisse, selbst solche mit weitreichenden Auswirkungen auf die Lebensqualität der Patienten, von der Ebene medizinischer Forschung über den universitären Lehrstoff in den Praxisalltag einsickern.«

Die Verunsicherung der Patienten geht teilweise schon in regelrechtes Mißtrauen über, und immer mehr Menschen wenden sich alternativen Heilern zu, darunter nicht selten Quacksalbern und Scharlatanen. Auch die Zahl der Selbstmedikationen nimmt zu – immer mehr Menschen »verordnen« sich aufgrund angelesenen Wissens selbst eine Therapie. Eine Vielzahl von Publikationen und Fernsehsendungen verbreitet medizinisches und pseudomedizinisches Wissen, meist in der Form von Informationspartikeln mit kurzfristigem Verfallsdatum.

Die Krise der Medizin und des Gesundheitswesens ist jedoch nur ein Auslöser dafür, daß sich Millionen Menschen von den Experten abwenden, sich ihre eigene Gesundheitsphilosophie zurechtzimmern und beginnen, sich intensiv mit ihrem Körper zu beschäftigen. Die zunehmende Zahl diffuser, chronischer Körperbeschwerden, die noch keinen »Krankheitswert« haben, Erschöpfung und Unwohlsein, Haltungsschäden, Übergewicht und Schmerzen sind häufig die Anstöße für eine kritische Selbstbeobachtung, eine Überprüfung der eigenen Lebensgewohnheiten. Die Erkenntnis, daß Lebensweise und Alltagsgewohnheiten sehr eng mit dem Wohlbefinden und der Gesundheit zusammenhängen, ist durchgesickert, und immer deutlicher wird erkennbar, wie hoch der Preis ist, den wir für eine körperfeindliche und körpervernachlässigende Lebensweise bezahlen.

Die Vision eines neuen, körperbewußten und gesünderen Lebensstils gewinnt Konturen. Einige wichtige Orientierungspunkte auf dem Weg zu diesem neuen Gesundheits- und Körperverständnis sind:

Gesundheit ist kein Kapital, das man aufbrauchen kann, sie muß von uns und unserem Körper immer wieder neu hergestellt und aufrechterhalten werden. Gerade weil wir von einer Vielzahl von Krankheitsrisiken umgeben sind, ist es wichtig, den Körper in seiner angeborenen Fähigkeit, mit diesen Risiken fertigzuwerden, zu stärken und zu unterstützen. Dies können wir um so besser, je genauer wir auf seine Reaktionen und Zeichen, auf sein »Frühwarnsystem« achten. Dies bedeutet keineswegs, hypochondrisch ständig in sich »hineinzuhören«, sondern ein Bewußtsein dafür zu entwickeln, was wir ihm und uns in unserem Alltagsleben zumuten. Wir können lernen, die körperlichen Streßsignale zu beachten, Ermüdung und Erschöpfung nicht zu überspielen.

Wir müssen einen Mittelweg finden zwischen asketischem Gesundheitsfetischismus und dem Verkümmernlassen wichtiger Funktionen. Für alle körperlichen Fähigkeiten und Funktionen gilt »use it or lose it«, wir müssen sie gebrauchen, um sie zu erhalten. Aber jeder Gebrauch sollte lustbetont sein, nicht als Strafe oder Selbstkasteiung für irgendwelche »Sünden« in der Lebensführung selbstauferlegt werden. Der Körper sollte wie ein Freund behandelt werden, um dessen Wohlbefinden und Zuneigung wir besorgt sind.

Der Körper braucht Zeit. Wenn wir etwas für unsere Gesundheit und Fitness tun wollen, ist die »Quick-Fix-Mentalität« (ein Begriff des Körpertherapeuten George Leonard) die falsche Strategie. Schnelle »Lösungen« schaden ihm in der Regel mehr, als sie ihm nutzen. Die teure, aufwendige und gefährliche Bypass-Operation ist ein typisches Beispiel für diese Quick-Fix-Philosophie: Anstatt den gefäßverengenden, letztlich tödlichen Lebensstil zu verändern und Ernährung, Bewegung und Verhaltensweisen umzustellen, wie es beispielsweise der Kardiologe Dean Ornish in seinen erfolgreichen Langzeitprogrammen praktiziert hat, riskieren die meisten Opfer lieber den »schnellen« Bypass, der langfristig keine Besserung bringt.

Für die Vorbeugung bedeutet die Entdeckung der Langsamkeit zugunsten des Körpers beispielsweise, daß sanftere, gemäßigte Formen des Fitnesstrainings besser anschlagen als intensive und heftige Fitnessexzesse. *Low intensity-, low impact-*Sportarten haben sich nicht nur als ausreichend im Sinne der Gesundheitsvorsorge erwiesen, sie vermitteln auch positive Körpererfahrungen und psychische Befriedigung sehr viel besser. Dasselbe gilt für die Veränderung von Lebensgewohnheiten, etwa die Umstellung der Ernährung: Auf schnellen Erfolg angelegte Diäten sind kontraproduktiv, die Gewichtszunahmen nach der Beendigung der Diät ist nachweislich vorprogrammiert. Langfristige, langsame Veränderungen sind erfolgreicher und dauerhafter. Ungeduld und Machbarkeitswahn gegenüber dem Körper sind Ausdruck einer im Grunde körperfeindlichen Haltung, die auf der Unkenntnis der körpereigenen Gesetze und Geschwindigkeiten basiert.

Der Körper ist Teil unserer persönlichen Ökologie; er reagiert sensibel und deutlich auf Veränderungen in der ihn umgebenden Umwelt – Lärm, Temperaturschwankungen, sozialer Streß, Luftverschmutzung und so weiter. Indem wir beachten, wie unser Körper auf Umwelteinflüsse reagiert, werden diese Einflüsse auch für unser Bewußtsein deutlicher. Der Körper ist ein Frühwarnsystem für die lebensfeindlichen, gesundheitsschädlichen Zumutungen unserer Zeit.

Der Körper ist zu unglaublichen Selbstheilungen fähig. Seine Kompetenz, selbst schwerste Krankheiten und Verletzungen auszuheilen, wird immer noch unterschätzt. Und allzuoft werden diese Selbstheilungskräfte blockiert und behindert, weil wir uns passiv den Körperexperten ausliefern, wenn eine »Reparatur« ansteht. Durch körperfeindliche Lebensgewohnheiten schwächen wir die Abwehrkraft des Immunsystems und sind dann schlecht vorbereitet, wenn es gefordert wird.

Regelmäßige Entspannung, Bewegung, Beachtung der Rhythmen und Zyklen des Körpers und seiner Erholungs- und Ruhebedürfnisse und schließlich eine lust- und genußorientierte Lebensweise sind die Grundlagen der Gesundheit. Es sind »offene Geheimnisse«, die vielleicht gerade deshalb lange Zeit so wenig beachtet wurden. In jedem menschlichen Körper sind diese gesundheitsbewahrenden und gesundmachenden Programme angelegt. Wir können diese biologischen Programme lange Zeit ignorieren, sie verkümmern lassen und ihren Wert bezweifeln. Für diese Ignoranz jedoch müssen wir über kurz oder lang teuer bezahlen.

Gegenüber dem Aufwand, den wir treiben müssen, wenn wir körperfeindlich leben, kostet die Beachtung dieser Überlebensprogramme nur wenig – etwas Zeit und Achtsamkeit und die kleine Mühe mäßiger Bewegung. Aber all das ist nicht nur gut investiert, wir tun nicht nur etwas für Gesundheit, Lebensalter und Vitalität – im Gegensatz zu anderen Verfahren der Gesundheitssicherung sind diese auch billiger und unaufwendiger. Und sie haben darüber hinaus noch eine erfreuliche Nebenwirkung: Sie steigern die Lebensfreude.

Literaturverzeichnis

ABELE, ANDREA und PETER BECKER: *Wohlbefinden: Empirie, Theorie, Diagnostik*. Juventa, Weinheim 1991

ADER, ROBERT (Ed): *Psychoneuroimmunology*. Academic Press, New York 1981

BARTMANN, ULRICH: *Laufen und Joggen – zur Bewältigung psychischer Probleme*. Trias, Stuttgart 1991

BENSON, HERBERT und EILEEN STUART: *The Wellness Book*. The Mind/Body-Medical Institute, Boston 1992

BENSON, HERBERT: *Beyond The Relaxation Response*. Times Books, New York 1984

BENSON, HERBERT: »Den alltäglichen Fluß der Gedanken unterbrechen.« Gespräch mit H. Ernst. In: *Psychologie heute*, 2/1993

BENSON, HERBERT: »How much Stress is too much?« In: *Harvard Business Review*, Sept.–Oct. 1980

BENSON, HERBERT: *Your Maximum Mind*. Avon, New York 1987

BIERMANN, HANS: *Die Gesundheitsfalle. Der medizinisch-industrielle Komplex*. Hoffmann und Campe, Hamburg 1992

BLACK, DOUGLAS: *An Anthology of False Antitheses*. Rock Carling Monographi, Nuffield Provincial Hospital Trust, London 1984

BOWERS, MARGARETE und WEINSTICK, CHARKES: »A Case of Healing in Malignancy.« In: *Journal of the American Academy of Psychoyanalysis*, 6 (3).

BROYARD, ANATOLE: *Intoxicated by my Illness and Other Writings on Life and Death*. Clarkson Potter, New York 1992

CANNON, WALTER B: *The Wisdom of the Body*. Norton, New York 1932

CASH, THOMAS und PRUZINSKY, THOMAS: *Body Images: Development, Deviance and Change*. Guilford Press, New York 1990

COHEN, MARK NATHAN: *Health and the Rise of Civilisation*. Yale University Press 1989

COUSINS, NORMAN: *Der Arzt in uns selbst*. Rowohlt, Reinbek 1981

COUSINS, NORMAN: *Head First. The Biology of Hope and the Healing Power of the Human Spirit*. Penguin, New York 1988

COUSINS, NORMAN: *The Healing Heart*. Avon, New York 1983

CRAWFORD, ROBERT: zitiert nach Barbara Ehrenreich: »The Morality of Muscle Tone.« In: *Lear's*, September 1990

CZIKSZENTMIHALYI, MIHALY: *Flow: Das Geheimnis des Glücks*. Klett, Stuttgart 1992

DE RIDDER, MICHAEL und WOLFGANG DISSMANN: »Denn

sie wissen nicht, was sie tun.« In: *Süddeutsche Zeitung*, 20./21. April 1991

DIENSTFREY, HARRIS: *Where the Mind Meets The Body*. Harper Collins, New York 1991

ELKES, JOEL: zitiert nach O'Regan, Brendan: »Placebo: The Hidden Asset in Healing.« *Investigations, A Research Bulletin*, Vol. 2, Nr. 1

ERNST, HEIKO: »Das Geheimnis der Träume.« In: *Psychologie heute*, März 1991

ERNST, HEIKO: *Gesund ist, was Spaß macht*. Kreuz, Stuttgart 1992

EVANS, F.: »Unraveling Placebo-Effects: Expectations and the Placebo Response.« In: *Advances*, 1(3), 1984

EVANS, WILLIAM und IRWIN H. ROSENBERG: *Biomarkers. The 10 Determinants of Aging You Can Control*. Simon and Schuster, New York 1991

EVERSON, T. C. und COLE, W. H.: *Spontaneous Regression of Cancer*, W. B. Saunders, Philadelphia 1966

FINCK, HANS: »Der Rhythmus der Aufmerksamkeit.« In: *Psychologie heute*, März 1992

FOSTER, HAROLD D.: »Lifestyle Changes and Spontaneous Regression of Cancer: An Initial Computer Analysis.« In: *Int. Journal of Biosocial Research*, 10,1, 1988

FRIED, ROBERT: *The Breath Connection*. Plenum Press, New York 1990

FRIEDMAN, HOWARD S.: *The Self-Healing Personality*. Holt, New York 1991

GLASSNER, BARRY: *Bodies. Why We Look the Way We do*. Putnams, New York 1988

GOLEMAN, DANIEL: »What's Your Stress Style?« In: *American Health*, April 1986

HALES, ROBERT: »Using the Body to Heal the Mind.« In: *American Health*, June 1985

HALL, STEPHEN: »Cheating Fate.« In: *American Health*, April 1992

HANH, THICH NHAT: *Ich pflanze ein Lächeln. Der Weg der Achtsamkeit*. Goldmann, München 1991

HANNA, THOMAS: »Bewegung ist Leben.« Gespräch mit H. Ernst. In: *Psychologie heute*, November 1990

HANNA, THOMAS: *Bodies in Revolt: A Primer in Somatic Thinking*. Freeperson Press, Novato, Cal. 1970

HANNA, THOMAS: *The Body of Life*. Knopf, New York 1983

HANSEN, JAMES: »Can Science Allow Miracles?« In: *New Scientist*, 7, 1982

HILDEBRANDT, GUNTHER: »Leben gegen den inneren Rhythmus.« In: *Psychologie heute*, Februar 1991

HIRSCH, MATHIAS: *Der eigene Körper als Objekt.* Springer, Heidelberg 1989

HIRSHBERG, CARYL: »Spontanheilung und Überleben.« Vortrag auf dem Kongreß »Humanistische Medizin« 1992, ZIST, Penzberg

HOBSON, ALAN: »Träume halten uns fit für alle Eventualitäten.« Gespräch mit H. Ernst, in: *Psychologie heute*, März 1991

HUBER, ANDREAS: »Schwing Dich gesund.« In: *Psychologie heute*, November 1992

INVESTIGATIONS. INSTITUTE OF NOETIC STUDIES: »Placebo – the Hidden Asset in Healing.« In: *Research Bulletin* 2,1

JACOBSEN, F. M., WEHR, T., SACK, D. A., JAMES, S. P. und ROSENTHAL, N.: »Seasonal Affective Disorder: A Review of the Syndrome and its Public Health Implications.« In: *American Journal of Public Health*, 77, 1987

JAMES, WILLIAM: *Varieties of Religious Experiences.* Random House, New York 1902

JEZOVA, D., VIGAS, M. TATAR, P., JUCOVICOVA, J. und PALAR, M.: »Rise in Plasma beta-Endorphin and ACTH in Response to Hyperthermia in Sauna.« In: *Hormone and Metabolic Research*, 17, 1985

JOHNSON, DON: *Body.* Beacon Press, Boston 1983

JOHNSON, MARK: »Selye's Stress and the Body in the Mind.« In: *Advances*, 2, 1991

KABAT-ZIN, JON: *Gesund und streßfrei durch Meditation. Das große Buch der Selbstheilung.* Scherz, Zürich 1992

KAMPER, DIETMAR und CHRISTOPH WULF: *Die Wiederkehr des Körpers.* Edition Suhrkamp, Neue Folge 132, Frankfurt 1981

KAUPPINEN, K. und VUORI, I.: »Man in the Sauna.« In: *Annals of Clinical Research*, 18, 1986

KLOPFER, BRUNO: »Psychological Variables in Human Cancer.« In: *Journal of Projective Techniques*, 21, 1957, S. 337–339

LEONARD, GEORGE: *Mastery: The Keys of Longterm Success and Fulfillment.* Dutton, New York 1991

LE SHAN, LAWRENCE: »Creating a Climate for Self-Healing: The Principles of Modern Psychosomatic Medicine.« In: *Advances*, 4, 1992

LUCE, GAY GAER: *Körperrhythmen.* Hoffmann und Campe, Hamburg 1973

MC CARLEY, ROBERT: »Träumen ist überlebenswichtig«. Gespräch mit H. Ernst, in: *Psychologie heute*, März 1991

MC GUIRE, WILLIAM J.: »Suspiciousness of Experimenter's Intent.« In: Rosenthal, Robert und Ralph Rosnow, Eds.: *Artifacts in Behavioral Research.* Academic Press, New York 1969

MC KEOWN, THOMAS: *Die Bedeutung der Medizin.* Suhrkamp, Frankfurt 1982

MELNECHUK, THEODORE: »Emotions, Brain, Immunity and Health: A Review.« In: *Emotions and Psychopathology.* Clynes, Manfred und Panksepp, Jaak (Eds.), Plenum Press, New York 1988

MILZ, HELMUT: *Der wiederentdeckte Körper*, Artemis und Winkler, München 1992

MONAT, ALAN und RICHARD S. LAZARUS (Ed.): *Stress and Coping.* Columbia University Press, New York 1985

MURPHY, MICHAEL: *The Future of the Body. Explorations into the Further Evolution of Human Nature.* Jeremy Tarcher, Los Angeles 1992

MYERS, SAMUEL und BENSON, HERBERT: »Psychological Factors in Healing: A New Perspective on an Old Debate.‹ In: *Behavioral Medicine*, Vol 18, Spring 1992

O'REGAN, BRENDAN: *Healing, Remission and Miracle Cures.* Special Report, Institute of Noetic Sciences, May 1987

ONFRAY, MICHEL: *Der sinnliche Philosoph.* Campus, Frankfurt 1992

ORNSTEIN, ROBERT und David Sobel: *Healthy Pleasures.* Addison Wesley, Reading, Mass. 1989

OSLER, WILLIAM: »The Faith that Heals.« In: *The British Medical Journal*, June 1910

PELLETIER, KENNETH und Denis L. Herzing: »Psychoneuroimmunology: Toward a Mind-Body-Model.« In: *Advances*, 5, 1988

PERT, CANDACE, RUFF, M., WEBER, R. und HERKENHAM, M.: »Neoropeptides and their Receptors: A Psychosomatc Network.« In: *Journal of Immunology*, 135 (2), 1985

REICH, WILHELM: *Charakteranalyse.* Kiepenheuer und Witsch, Köln 1971

RICHTER, CURT: »Periodic Phenomena in Man and Animals.« In: *Endocrinology and Human Behavior*, R. P. Michael (Ed.), Oxford University Press 1968

RITTNER, VOLKER und MRAZEK, JOACHIM: »Neues Glück aus dem Körper.« In: *Psychologie heute*, 11/1986

ROSSI, ERNEST LAWRENCE: *The 20 Minute Break.* Jeremy Tarcher, Los Angeles 1991

ROUD, PAUL C.: *Diagnose: Unheilbar. Therapie: Weiterleben.* Kreuz, Stuttgart 1992

SAGAN, LEONARD A.: *Die Gesundheit der Nationen. Die eigentlichen Ursachen von Gesundheit und Krankheit im Weltvergleich.* Rowohlt, Reinbek 1992

SARAFINO, EDWARD P.: *Health Psychology. Biopsychosocial Interactions.* Wiley, New York 1991

SCHMIDT, GUNTER: »Hauptsache gesund!« In: *Psychologie heute*, 7/1989

SCHULZE, GERHARD: *Die Erlebnisgesellschaft.* Campus, Frankfurt 1992

SCHWARTZ, GARY: »Psychophysiology of Imagery and Healing: A Systems Perspective.« In: Sheikh, A. (Ed.): *Imagination and Healing.* Baywood, Farmingdale 1982

SCHWARZER, RALF: *Psychologie des Gesundheitsverhaltens*, Hogrefe, Göttingen 1992

SELYE, HANS: »History and Present Status of the Stress Concept.« In: *Stress and Coping*, hrsg. von Monat und Lazarus, Columbia University Press, New York 1985

SELYE, HANS: *The Stress of Life.* McGraw Hill, New York 1976

SIEVEKING, NICHOLAS und ANCHOR, KENNETH: »Körperkontrolle durch passives Wollen.« In: *Psychologie heute*, 1/1983

SKRABANEK, PETER und MC CORMICK, JAMES: *Torheiten und Trugschlüsse in der Medizin*, Verlag Kirchheim, Mainz 1991

STAMFORD, BRYANT und PORTER SHIMER: *Ganz einfach fit. Vergessen Sie alles, was Sie bisher über Fitness gehört haben.* Econ, Düsseldorf 1991

STAROBINSKI, JEAN: *Kleine Geschichte des Körpergefühls.* Fischer Taschenbuch, Frankfurt 1991

TAYLOR, SHELLEY: *Health Psychology.* McGraw Hill, New York 1991

THAYER, ROBERT E.: *The Biopsychology of Mood and Arousal.* Oxford University Press, New York 1989

THAYER, ROBERT E.: »Moderate Exercise and Mood.« Vortrag gehalten auf dem Symposium »Mood Regulation« beim Kongress der American Psychological Association, Washington 1992

THE MIND/BODY CONNECTION: *Tools for Enhancing the Healing Power of the Human Spirit.* Herausgegeben vom National Institute for the Clinical Application of Behavioral Medicine, Storrs CT., 1991

THE WELLNESS ENCYCLOPEDIA. *The Comprehensive Family Resource for Safeguarding Health and Preventing Illness.* University of California Wellness Letter (Eds), Houghton Mifflin, Boston 1991

THOMAS, LEWIS: *The Fragile Species.* MacMillan, New York 1992

TIGER, LIONEL: *The Pursuit of Pleasure.* Little, Brown, Boston 1992

THOMAS, LEWIS: *The Fraqile Species.* Mac Millan, New York 1992

UEXBÜLL, THURE VON: *Integrierte Psychosomatische Medizin in Praxis und Klinik.* Schattauer, Stuttgart 1992

VAITL, DIETER: »Entspannungstechniken.« In: *Klinische Psychologie. Handbuch der Psychologie.* J. Pongratz, Hrsg., Hogrefe, Göttingen 1978

VALÉRY, PAUL: *Cahiers / Hefte*, übersetzt von Hartmut Köhler, Fischer, Frankfurt 1989, Band 3, S. 321

WALKER, H. E.: »A Brief Guide to Office Practice.« In: *Medical Aspects of Human Sexuality*, Vol. 19, 1985

WEIL, ANDREW: *Heilung und Selbstheilung.* Beltz, Weinheim 1990

WEINER, HERBERT: *Perturbing the Organism: The Biology of Stressful Experience.* University of Chicago Press, Chicago 1992

WEINER, HERBERT: »The Dynamics of the Organism: Implications of recent Biological Thought for Psychosomatic Theory and Research.« In: *Psychosomatic Medicine*, 51: 608–635, 1989

WELT AM SONNTAG: »Sport kann wie eine Impfung wirken.« August 1992

WICKRAMASEKERA, IAN: »The Placebo as a Conditioned Response«. In: *Advances*, 1, Summer 1984

WOLF, STEWART: »The Pharmacology of Placebos.« In: *Journal of Clinical Investigation*, 29 (1), 1950

Ein eindringliches Plädoyer
für ein neues Verständnis
der ärztlichen Aufklärung

Rolf Verres
Die Kunst zu leben
Krebsrisiko und Psyche
232 Seiten. Kt.

Dieses Buch bietet einen ungewöhnlichen Zugang zum
umstrittenen Thema Krebs und Psyche. Prof. Dr. Rolf Verres,
der seit 15 Jahren mit Krebskranken arbeitet,
zeigt anhand zahlreicher Beispiele auf, wie falsch die
landläufigen Vorstellungen über das Wesen
von Krebserkrankungen sind. Er fordert ein völlig neues
Verständnis der ärztlichen Aufklärung,
da dieser Mangel, gepaart mit inneren Widerständen bei vielen
Patienten, eine tiefergehende Auseinandersetzung
mit der Krebsgefahr oder ihrer Krebserkrankung verhindert.
Verres plädiert dafür, mit dem Risiko
aufgeklärt und beherzt umzugehen, das Leben mit dem Risiko
anzunehmen, nicht zwanghaft dagegen anzuleben.

PIPER

Sachlich, kompetent, verständlich:
Die Patienten-Ratgeber der
Serie Gesundheit

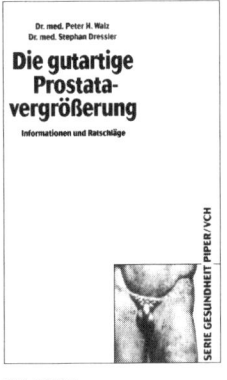

SP 1835

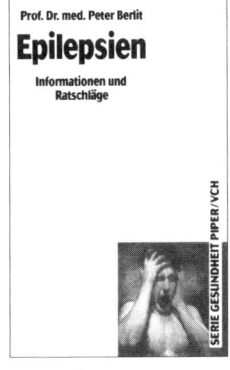

SP 1836

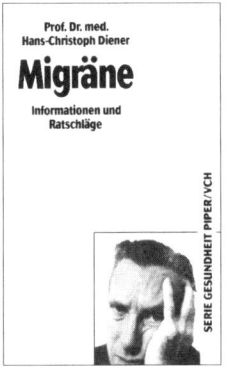

SP 1837

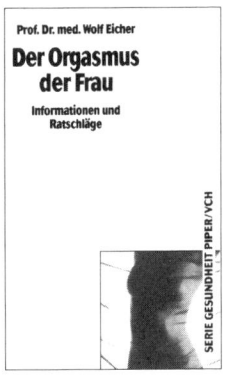

SP 1838

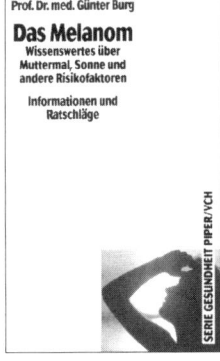

SP 1840

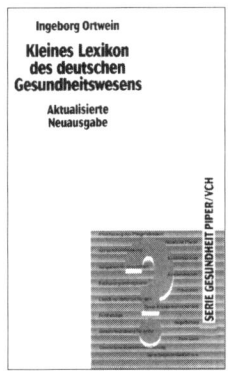

SP 1854

PIPER/VCH